従来の温熱療法よりもハイパワーで温めて治す、
増強させる、最古にして最新最強
太陽エネルギーを体に注ぐことで活力が湧く、
「命の灯火」を増やして若返る

# ハイパーサーミア
# （特殊温熱療法）

# はじめに

温熱療法を本格的に行なうようになって、ヒポクラテスが「体を温めて病気を治していた」ということの意味の大きさを、あらためて噛みしめることになりました。そうして、ヒポクラテス以前の古代エジプトで、すでに「体を温めて病気を治していた」ということを知りました。そういえば、古代エジプトでは、太陽神ラーが信仰されていました。当時の人はすでに太陽の恵みを知っていて、太陽に感謝していたのかもしれません。

古代エジプトは、紀元前3000年頃（いまから5000年ほど前）からはじまるのだそうですが、光合成によって酸素をつくるシアノバクテリアが誕生したのは、いまから32億年ほど前のようです。地球が誕生したのは46億年くらい前ですから、14億年ほど経ったころにシアノバクテリアが誕生したわけです。

それまでの地球には動物も植物も存在せず、酸素もありませんでした。地球に存在していたのは、酸素に出会うと死んでしまう嫌気性細菌だけでした。この時期に地球で活動していたすべての生命にとって、酸素はＤＮＡを酸化させ損傷させる猛毒であり、活性酵素だったのです。

シアノバクテリアが誕生することにより、太陽光を原料に酸素づくりが始まりましたが、それは海の中でときどき小さな泡を発生させる程度でした。

それでも7億年ほど経つと、海中で飽和に達した酸素が地表に溢れだし、オゾン層を含む現在の地球の大気にあたるものの原型ができあがったようです。

その過程で酸素に出会うと死んでしまう嫌気性細菌はなりをひそめるようになり、代わって酸素が大好きな好気性細菌が、大活躍するようになりました。

好気性細菌は、大好きな酸素を取り込んで糖からエネルギー物質をつくりだしはじめました。「解糖系エネルギー産出」と、現在でも呼ばれているエネルギー産出を行ないはじめたのです。

真核生物の祖先は、好気性真性細菌（＝好気性バクテリア）を、まるごと抱き込んで、ミトコンドリアをつくったことがわかってきました。そのミトコンドリアが、いまでも水素と酸素を利用して私たちの体内でエネルギーをつくってくれています。ミトコンドリアがエネルギーをつくりはじめたことにより、進化が劇的に加速化し、動物が誕生し、地球の歴史からいえばつい最近、人類が誕生したわけです。

他方、シアノバクテリアを取り込んで、葉緑体に変えることにより、植物が誕生しました。それは、10億年ほど前のことのようです。

ヒトはもちろんですが、地球上の生命のすべても、地球そのもの全体も、太陽の恵みによって生かされているといえるでしょう。

その太陽の恵みも、ほんの少し違っただけで、とんでもないことになってしまいます。地球に降り注ぐ太陽光も熱も、ちょうどいいぐあいに保ってくれているのは、地表を覆っているオゾン層です。

そのオゾン層が、ここ100年ほどのあいだに壊れ始め、温暖化、台風の増悪化（ぞうあくか。病状の悪化）、世界各地の水害におよんでいます。まさに生活環境が破壊され始めています。私の提唱した「生活環境病」の質と量のさらなる拡大が心配です。オゾン層を一つのメルクマールとして、薄くしないように、オゾンホール（オゾン層が破壊されてあいた穴）を大きくしないように、さらには修復するようにしていかなければなりません。

本書では、温熱療法を中心に、ミトコンドリア、エネルギー産出、酸素、水素、水、白湯についても述べています。

これらはいずれも緊密に関係しているのですが、そのすべてを書くとたいへんな量になってしまいますので、それぞれの関係性については一部分を書けただけです。よく読んでいただき、欠けているところはご自分の想像力で埋めていただけたならば、著者としては望外の喜びです。

一昨日、ＴＢＳの朝チャンに出演し、タマネギには血流をよくする働きのあることを述べました。秋のタマネギがとくにいいのは、含まれるケルセチンが増えているからです。

ケルセチンは、酸化を防止し、血流をよくしてくれるフラボノイドの一種です。動脈硬化、心筋梗塞、脳梗塞などを予防する効果があります。

本書でご紹介するハイパーサーミア（特殊温熱療法）も、細胞を活性化させ、血流をよくして血管の健康を増進させる治療です。細胞の活性化、血流と血管の健康は、ヒトの心身の健康の基礎ですから、さまざまな疾患を根本的に治癒することにつながります。

細胞を活性化させ、血流、血管の健康を増進しましょう。
元気はつらつ、百歳までの健康長寿を達成しましょう。
太陽エネルギーで「命の灯火」を増やして若返ろう。
自立して長生きすることが大切です。
気品を保ち、エレガントに歳を重ねていきましょう。

2018年11月1日

周東 寛

目次

## 第2章　ハイパーサーミア（特殊温熱療法）は、現在「がん治療」に特化されています……39

## 現在挑戦中 私の温熱療法……94

## 6筋肉、脂肪、コラーゲン……142



## 7骨粗しょう症が改善されると、骨ホルモンの分泌も改善されます……143

# 第1章

# 「周東式ハイパーサーミア療法」が

## 西洋医学の行き詰まりを打ち破る

## ヒポクラテスの医学
### ——ヒポクラテスも「全体医療」「ホーリズム医療」

**満足な医薬品のないなかで、体を温め病気を治していた**

体を温めることによって病気を治す温熱療法は、人類最古の療法であるといえるでしょう。

紀元前460年頃に生まれ370年頃まで活躍した古代ギリシアのヒポクラテスは「熱を生み出す力を与え賜え、さすればすべての病気を治しましょうぞ」と言い、温熱療法をしていたといわれています。

ちなみにヒポクラテスが生きた紀元前460年頃〜紀元前370頃は、中国は周の時代でした。私の祖先が殷を倒し、周をたてたのは紀元前1046年頃であり、それから紀元前256年まで、周の時代が800年ほど続きます。その周の時代に、古代ギリシアにヒポクラテスが誕生し、偉大な医学・医療を打ち立て、逝去したわけです。

当時は、いまのように豊富な医薬品がないばかりか、ヒトの体を解剖することは禁じられていたので、医師といえども解剖学・生理学の知識はほとんどなかったようです。

ヒポクラテスは、エジプトのアメンホテプの神殿でエジプト医学を学んでいます。ヒポクラテスの時代は、エジプトの医学のほうがギリシアの医学より進んでいたようです。アフリカ大陸のエジプト医学が、ヨーロッパのギリシア医学よりも進んでいたわけです。

ヒポクラテスは、おもに体を温めることによって病気を治していたようですが、胸部外科手術はやっていたようです。記録上最初の胸部外科医はヒポクラテスだといわれています。

## 置かれた環境が健康に決定的な影響を及ぼすと考えた

ヒポクラテスは、ヒトに備わっている自然治癒力をとても重視していました。体を温めると自然治癒力が増すので、ヒポクラテスが温熱療法を取り入れていたのは、当然のことであったのかもしれません。

またヒポクラテスは、人間が置かれた環境が、健康に決定的な影響を及ぼすとも考えていました。その環境とは、自然環境と政治的環境です。

当時は宗教や迷信、呪術が、いまとは比べ物にならないくらいに力を持っていたので、ヒポクラテスのものの見方、考え方は、当時としてはとてもユニークなものでした。ヒポクラテスは「超自然的な力や神々の仕業で病になるのではない」と考えた最初の人物であるともいわれています。

私も「環境が健康に決定的な影響を及ぼす」と考え、生活習慣病とともに生活環境病の予防を強く訴えてきました。その意味では、ヒポクラテスは尊敬すべき大先輩です。もっとも私の生活環境病は、食の環境、住環境が中心で、政治的環境は含まれていません。しかしながら現代人の食生活は、とくに厚生労働省の規制と密接であるため、大きな意味では政治的環境も含まれているのかもしれません。

私は『Ｄｒ．周東の生活環境病　その実態と対策』（２００５年刊行）のなかで、食品添加物、飲み水、住宅に使用されている化学物質、環境ホルモン、免疫機能の異常で起こるアレルギー疾患、大気汚染によるアレルギーと喘息の増加、鳥インフルエンザ、異常なしと診断されることの多い慢性疲労症候群などに、警鐘を打ち鳴らしてきました。

それらのほとんどは、この十数年の歩みのなかでかなり軽減されましたが、まだ十分ではないものがたくさんあります。

２０１８年の初夏には、週刊誌で「危険な食べ物」の特集が何週間にもわたって行なわれました。生活環境病の原因となる「危ない食べ物」への関心は、なおいっそう強いものになっているようです。

## ホーリズム医療指向の産物『Dr．周東の生活環境病 その実態と対策』

いまになって思うのですが、私が食を含むヒトをとりまく環境に強くこだわったのは、病気をホリスティックに捉えていたからだと思います。

私は日本の医師ですから、当然西洋医なのですが、生まれは台湾で、祖父は内科医で父は外科医でした。周家は、中国の周の時代（殷の後、秦の前）の文王につながっていて、清の時代に儒教を教えるために台湾に遣わされました。ですから、祖父の前までは代々儒教を教える儒家でした。

おそらくそのせいだと思うのですが、発想の根本に「病気をホリスティック」に捉えるところがあり、ホーリズム医療、全体

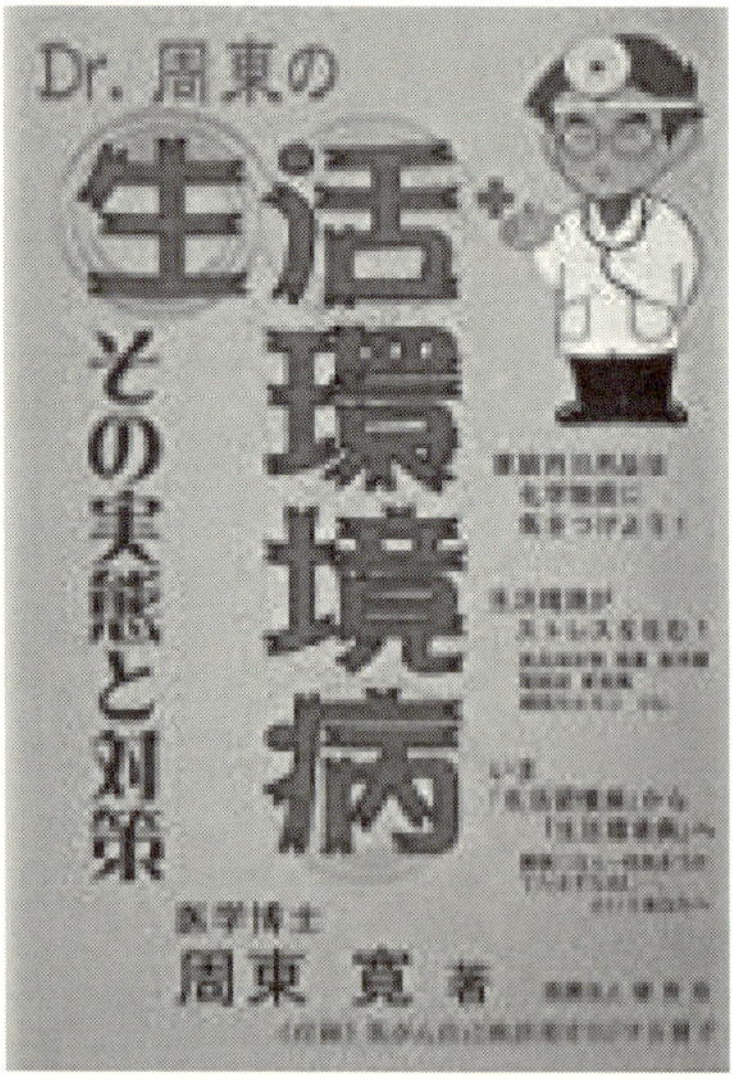

医療（かつての中国の医療、かつての東アジアの医療）を指向するところがあります。『Dr．周東の生活環境病 その実態と対策』は、そのことについてはまだ明確になっていなかったのですが、ホーリズム医療指向の一つの産物でした。

# ヒポクラテス医学・医療の特長

## 患者さんの観察と記録が重視され、ヒポクラテス学派全員のデータとなった

ヒポクラテスの考え方を受け継いだ古代ギリシアの医師たちは、ヒポクラテス学派と呼ばれています。ヒポクラテス学派は、厳しい規律と訓練で有名で、指の爪をきれいに切りそろえることまでもが決められていて、厳格に実施されていたようです。

さらに患者さんの観察と記録が重視されていました。そしてそれが臨床の原則となっていました。医師が患者さんを診ることによって新たに発見することになった症

状、行なった治療、その結果などを、客観的に明確に記録することにより、その医師の臨床が、ヒポクラテス学派全員の臨床データとなり、財産となったわけです。

これは、2500年ほど経った現在でも同じです。現在のとくに大学病院などで顕著なこの考え方のオリジンは、ヒポクラテス学派にあったということでしょう。

ヒポクラテスは、顔色、脈拍、熱、痛み、動作、排泄などの症状に、とくに細心の注意を払い、規則正しく客観的に細かく記録をつけました。

そのような注意や観察は患者さんだけに止まらず、患者さんの家族にまでおよんだといわれています。患者さんの父親や母親、兄弟、子供たちの体質は、どうしても患者さんに似ます。そのため家族の病歴を知ることは、その患者さんの診断の有力な手がかりになります。

ヒポクラテスおよびヒポクラテス学派の観察は、家屋の環境にまで広げられていました。「置かれた環境」により病気になるわけですから、その考え方からは当然のことですが、当時の患者さんは「なんでそんなことまで」と、いぶかしく思ったのではないでしょうか。

## 病気は一つ、体全体が患部

古代ギリシアの医学は、クニドス派とヒポクラテス派のふたつの学派に分かれていました。

クニドス派は、診断を重視していましたが、当時のギリシアではヒトの体を解剖することはできなかったので、誤診が多かったようです。

対するヒポクラテス派は、診断よりも治療の結果を重視していたので、成績がはるかによかったようです。ただし、ヒポクラテスおよびヒポクラテス学派は、「人間は血液、粘液、黄胆汁、黒胆汁の４体液を持っていて、それらが調和していると健康であり、調和が崩れたときに病気になる」と考えていました。解剖できなかった時代のことなので仕方がないのですが、これはもちろん誤りです。

しかし、そのあとに続く考え方は、現代の最先端と一致しています。

## 患部はつねに体全体
## 病気は一つ

これがヒポクラテスおよびヒポクラテス学派の基本でした。ホーリズム医療、全体医療を端的に示す言葉でもあります。

ヒポクラテスは「医学の父」と呼ばれていますが、紀元前460年に生まれたヒポクラテスから直接西洋医学、現代医学が生まれたわけではありません。

## ローマ帝国のガレノスがヒポクラテス医学を集大成

ヒポクラテスが亡くなって600年ほど経ったころに、ガレノスが現れて、ヒポクラテスおよびヒポクラテス学派の医学と医療を集大成します。

ガレノスは、ローマ帝国第16代皇帝に仕えていて、このころには解剖学の知識なども豊富になっていたので、ガレノスがつくったヒポクラテス学派の医学と医療の集大成は、とても立派なものになりました。

そのせいで、ガレノスの医学書は、1500年以上もの長きにわたって、西洋で最も権威あるテキストとなりました。ガレノスの医学書は、18世紀までヨーロッパの医学教育において、教科書であり続けたのです。逆に言うと、ガレノスがヒポクラテス医学を集大成した後、ヨーロッパでは目立った医学の進歩はなかったということです。

## ガレノスの著作を失った東ローマ帝国の医学は何世紀にもわたって停滞

ガレノスの著作は、ローマ帝国が東西に分裂することにより消失してしまいます。ガレノスの著作はギリシア語で書かれていたので、ラテン語圏となった西ローマ帝国には残りませんでした。ギリシア語圏の東ローマ帝国では残ったものの、古代キリスト教の教派の1つであるネストリウス派が異端であると排斥され、ネストリウス派の学者がペルシア帝国へと移動するときに、ガレノスの著作もペルシア帝国に移りました。

そのペルシア帝国で、ガレノスの著作は、パフラヴィー語、シリア語、アラビア語に訳されました。ペルシアは、東洋と西洋の交易路に位置するため、インドの医学の発展も享受していました。そのため、この当時のペルシアの医学は飛躍的に進歩しました。

他方、ガレノスの著作を失った東ローマ帝国の医学は、その後何世紀にもわたって停滞し続け、さらに「暗黒の中世」へと沈み込んでいきます。

## ヒポクラテスの医学が約1500年ぶりにヨーロッパに戻る

11世紀になると、イスラム医学のテキストが、アラビア語からラテン語に訳されました。そのことにより、ガレノスの医学が、再び西欧にもたらされました。

ガレノスの医学は、古代ギリシアのヒポクラテスおよびヒポクラテス学派の医学を集大成したものなので、１５００年ぶりに、ヒポクラテスの医学がヨーロッパに戻ったということになります。

そのうえ11世紀以降もガレノスのヒポクラテス医学を超えるものは現れず、ガレノスの権威は、18世紀まで西洋医学を支配することになりました。つまり、途中１０００年以上もガレノスのヒポクラテス医学・医療は、生誕の地・西欧にはなくなってしまったのですが、11世紀に再び西欧に戻り、18世紀まで西欧に君臨し続けたわけです。

そのため、「ヒポクラテスは医学の父」ということになったのではないでしょうか。

# 西洋医学における「発熱療法」の歩み

## マラリアによる高熱が「ガン予防」になっていた

西洋医学は、さまざまな医薬をつくりだし、外科手術を驚異的に進歩させていったのですが、その陰でときどき発熱による治療が話題に上ることがありました。最も有名なのは、イタリアのローマ近くのポンティンという名の沼で実際に起きた話です。

ポンティン周辺の住民は、その沼から生まれる蚊に刺され、しょっちゅうマラリアにかかり高熱を出していました。ポンティン沼には、マラリア病原体をもつ蚊が住み着いていたのでしょう。

そこで、マラリア撲滅を目指してポンティン沼を埋めてしまいました。するとマラリアにかかる人は、みごとにいなくなったのですが、代わって「がんの発生」が数多く見られるようになりました。

なぜだろうと、イタリアの医学会が調査したところ、マラリアにかかったときに発する高熱が、小さながん細胞を消滅させ、がん病巣をつくらせないようにしていたということがわかりました。マラリアにかかることが「がん予防」になっていたのです。

イタリアの医学会が、そのことを報告した直後には、肺炎になって高熱を発したために、がんが消滅していたというような話も聞かれました。

## マラリアに感染させる「発熱療法」で第1回ノーベル生理学・医学賞を受賞

20世紀のはじめに、マラリアに感染させることで、神経梅毒を治療した医師がいました。ウィーンの精神科医ワーグナー・ヤウレックです。

神経梅毒は、梅毒を治療しないことによって、梅毒トレポネーマに感染して引き起こされる病気です。梅毒にはペニシリンが優れた効き目を発揮するので、現在では神経梅毒にかかる患者さんはほとんどいません。

しかし、ペニシリンが発見される前は、梅毒を抑える方法がありませんでした。そのうえ神経梅毒は、最初に感染してから10年以上経ってから起きる可能性があり、細菌が患者さんの中枢神経にもぐり込んで、認知症のような衰退や筋麻痺のような症状を引き起こしました。

ワーグナー・ヤウレック医師は、神経梅毒の患者さんが、高熱を発した後にみんなよくなっているので、高熱が鍵だと気付きました。

そこで、結核に関わるタンパク質や腸チフスワクチン、連鎖球菌株などを使って高熱を出そうとしましたが、うまくいきませんでした。

そこに、マラリアにかかった兵士が、なんらかの手違いで彼の精神科診療所に送られてきました。当時、梅毒に効く薬はなかったのですが、マラリアに効く薬はありました。キニーネです。

ワーグナー・ヤウレック医師は、マラリアにかかった兵士から血液を採血し、それを神経梅毒の患者さんに注射しました。

注射された患者さんたちはマラリアにかかり、マラリア特有の発熱を繰り返しました。

次に、ワーグナー・ヤウレック医師は、患者さんたちにキニーネを投与し、マラリアを治しました。

わざとマラリアにかかることで神経梅毒を治し、神経梅毒が治った後でキニーネを投与してマラリアを治す。そのことによって、神経梅毒もマラリアも治したというわけです。

この治療方法は「発熱療法」と名付けられ、ワーグナー・ヤウレック医師は、１９２７年にノーベル生理学・医学賞を受賞しました。

## 「発熱がなぜ有効なのか」の研究もなくなる

発熱療法のその後ですが、ペニシリンが発見されることによって、神経梅毒がまれな病気になったことで、すたれてしまいました。それに、神経梅毒治療のためにマラリアに感染させ、マラリアで死亡するということもあったようです発熱療法がなくなってしまった時点で、なぜ発熱が神経梅毒に対して有効であったのかの研究も中止となりました。

そのことに直接の関連はないのですが、ヒポクラテスの逸話に、てんかんのような脳の病気の症状を、発熱により改善させたというのがあります。

## 発熱治療断念後、電子レンジで食べ物を温める原理のハイパーサーミアが登場

西洋医学は、発熱により、がん、神経梅毒、腫瘍が改善されたり、治ってしまったりするという事実については、正確に認識をし、記録していました。

そうして、わざと患者さんをマラリア患者や丹毒患者にして、高熱を出させ、そのことでそれ以前の病気を治そうとしました。

もとの病気が治った人もいたものの、マラリアや丹毒で死亡してしまうこともあり、危険な治療方法だということになりました。

高熱を発すると病気が治る。

このことはたしかなのですから、マラリアや丹毒などにならずに発熱する方法を考えればいいわけです。しかしながら、西洋医学はそのことを考えずに、発熱治療を諦めてしまいました。

そうして、21世紀に入ったあたりに、電子レンジで食べ物を温める原理で、人体の内部を温める方法が発見されたのです。

それが、私が長い間強調してきた温熱療法の究極というべき特殊温熱療法「ハイパーサーミア」です。

第2章

# ハイパーサーミア（特殊温熱療法）は、

## 現在「がん治療」に特化されています

## 温熱治療には、現代医学の行き詰まりを突破する可能性がある

温熱治療は、現代医学の行き詰まりを突破する可能性があります。

さらに温熱療法は、ほとんどすべての病気に有効です。それにもかかわらず、現在ハイパーサーミア療法は、とても残念なことに、がん治療に特化されています。ハイパーサーミア療法が「ほとんどすべての病気に有効」との観点に立ち、実際に治療を行なっている医師はいないようです。

そのため、がん治療に特化しないハイパーサーミア治療を、「周東式ハイパーサーミア治療」と名付けました。しかし、ここでは、現在の日本で「がん治療に特化されているハイパーサーミア療法」をみることにします。

## がん細胞は42・5℃～43℃で死滅することを西洋医学はつきとめていた

高熱を発するとがん細胞は死滅するということは、自然科学と結合して19世紀後半に発展した現代医学のなかでも、ときおり経験されました。その経験をもとに、発熱目的で細菌感染させたり、毒性を取り除いた細菌を混ぜあわせたワクチンをつくったりもしました。

しかし、がん細胞が死滅するよりも先に細菌感染によって死亡するようなことがある確率で起こり、発熱目的で細菌感染させるという治療方法は、やがてなくなってしまいました。

発熱目的の細菌感染療法がなくなると、「高熱を発するとなぜがん細胞が死滅するのか」という研究もなくなり、「高熱（42℃以上）を発するとがん細胞が死滅する」という事実は確認されたものの、「高熱を発すると、なぜがん細胞が死滅するのか」

の解答を得ることはできませんでした。

## ヒトの体温が41℃になると、がん細胞の温度は42℃～43℃に上昇する

ヒトの体は、42℃になると高熱の著しい悪影響を受けるので、ヒトの体を42℃以上に上げてはなりません。

ヒトの体温が41℃になると、がん細胞の温度は42℃～43℃に上昇します。がん細胞は血流が悪いために、正常細胞群のように、動脈、静脈ともに血管を拡張させて血流をよくし、熱を逃がすということができないからです。

そこまでわかっているなかで、電磁波によって体の中を温かくすることができるハイパーサーミアが発明されたのです。

そこで、がん細胞は42・5℃～43℃で死滅するということをつきとめていた西洋医

学が、がん治療に利用することを思いつきました。

## ハイパーサーミアは、西洋医学と伝統医学を統合し、正常なホメオスタシスを回復する

ハイパーサーミアは、がん治療にも有効ですが、考え方の基本は温熱治療です。さらにその根底にあるのは、ホーリズム医療（＝全体医療）です。

ヒポクラテス、ガレノスによる「ギリシア・アラビア医学」、アーユルベーダ（インド伝統医学）、中医学（＝中国伝統医学、中国医学、東洋医学）も、ホーリズム医療です。

「ギリシア・アラビア医学」は、ヒポクラテスの医学を、東西分裂以前のローマ帝国のガレノスがまとめあげ、イスラム世界に持ち込まれて栄え、ルネッサンスを契機にヨーロッパに再上陸しました。このあたりまでが「ギリシア・アラビア医学」で

す。

その後、ヨーロッパの自然科学と結びつき、19世紀後半以降に急激に進歩したのが現代医学です。その現代医学のことを、通常西洋医学と呼んでいます。

西洋医学の基本はアロパシー（対処療法）です。その西洋医学が再度温熱治療を取り入れると、「ギリシア・アラビア医学」につながるホーリズム医療になります。実質的にもヒポクラテスは「西洋医学の父」になるわけです。

## ハイパーサーミア治療の専用医療機器「サーモトロン－ＲＦ８」の仕組み

ハイパーサーミア治療は、専用の医療機器「サーモトロン－ＲＦ８」を用いておこないます。「サーモトロン－ＲＦ８」は、相対向する2枚の平板電極で身体を挟み、電磁波（ラジオ波）エネルギーによって、がん細胞だけを選択的に42℃以上に加温し

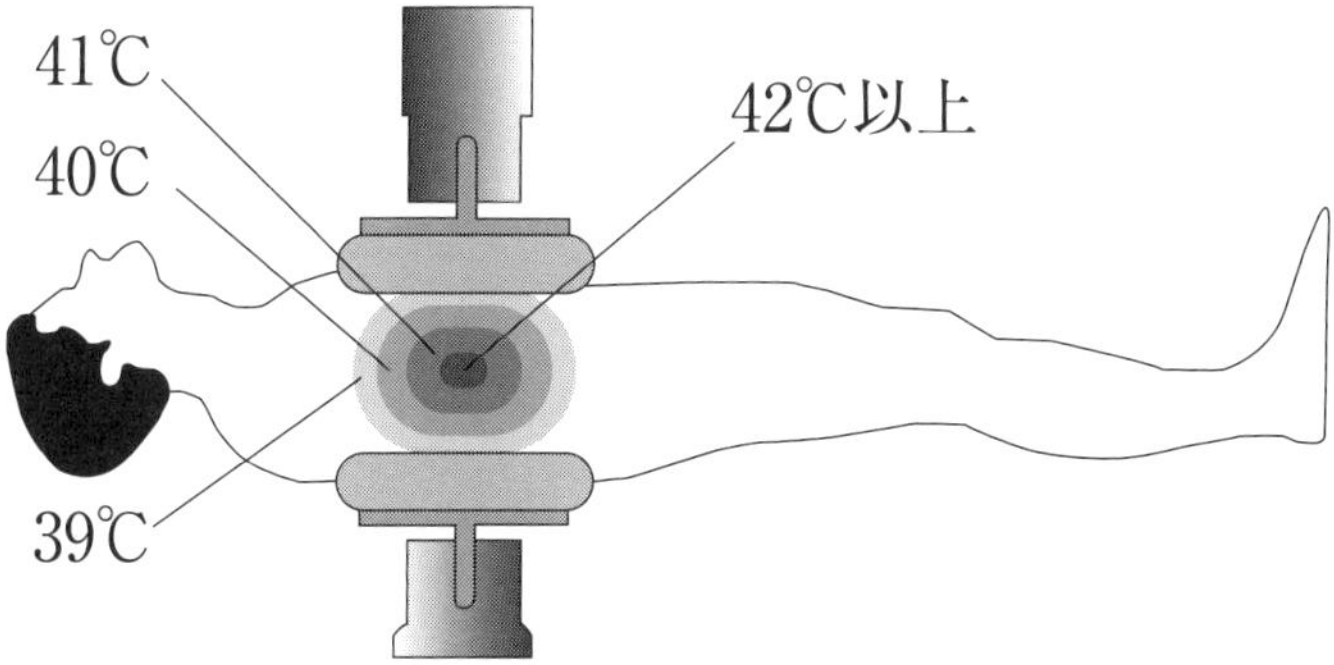

熱を逃がすことができる

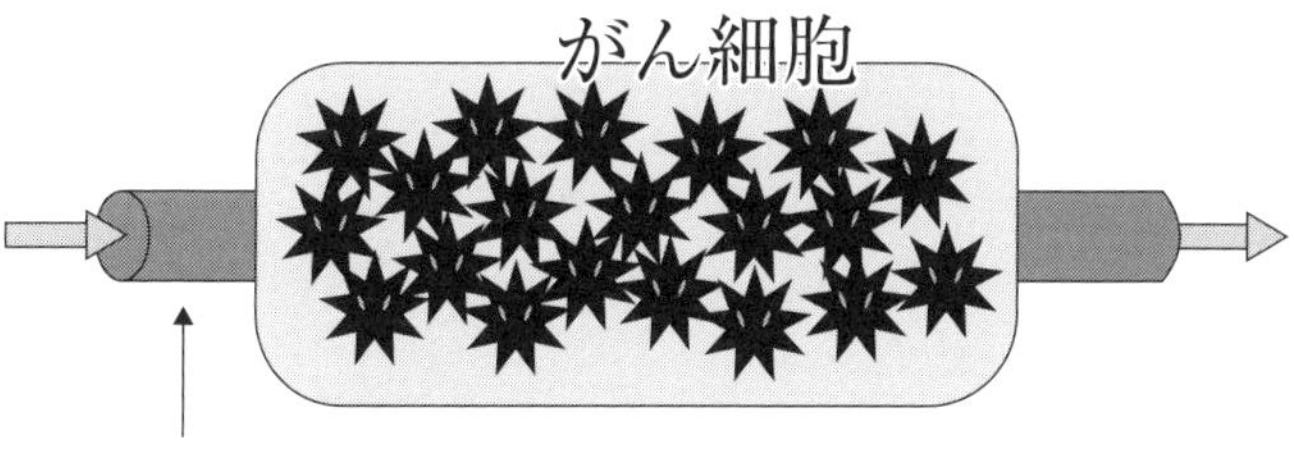


がんの血管は拡張しないので、
熱を逃すことができない

ます。

そのことによって、がん細胞は死滅することになります。

## がん細胞は42・5℃(～43℃)を超えると急激に死滅しますが、正常細胞は42・5℃にはなりません

細胞に電磁波をあてると、がん細胞の中の水分子が急速に動き、摩擦熱が発生します。これは電子レンジと同じ原理です。

電磁波が正常細胞に当たったときも摩擦熱を発しますが、そうなると血管が太くなり血流が早くなって摩擦熱を逃がします。そのため、がん細胞ほどには摩擦熱の上昇はみられません。

がん細胞の中の血管は、熱くなっても拡張することがないため、血流もそれほど早

くはなりません。簡単に言うとそれが、がん細胞が熱に弱い理由です。

## 正常細胞が41℃近くなると、がん細胞は42・5℃（〜43℃）に達して死んでしまいます

がん細胞と正常細胞を同じように加温すると、がん細胞は1℃から2℃ほど高くなります。これは私の考えですが、もともと腫瘍は何もないところから発生し、動脈はあっても通常の静脈はなく、代わって腫瘍自身が成長するためにつくった新生血管で成り立っています。

そのため、少し血流はあるのですが、温熱に対する反応はにぶいのです。腫瘍に入ってくる血液を運ぶ動脈は拡張しますが、静脈にあたる新生血管は拡張できません。

そのため、先に述べたように腫瘍内の酸素が増え、温熱により血流が増加することにより血液色素も上昇して鉄分も増えます。そうして、酸素と鉄が結合することにより、よりいっそう活性酸素を発生させることになるのです。

リンパ節の腫瘍も温熱効果で縮小します。これは、温熱効果により免疫がリンパ内腫瘍細胞に打ち勝ったということです。

がん細胞は新生血管を拡張させることができないため熱がこもり、正常細胞が41℃近くなると、がん細胞は42・5℃（～43℃）に達してしまいます。42・5℃（～43℃）になると、がん細胞は死んでしまいます。

それが、ハイパーサーミアが「がん細胞だけを選択的に破壊させることができる」理由です。

そしてまたハイパーサーミアが、「身体に負担の少ない治療法」である理由でもあります。

## ハイパーサーミア治療は、保険適用されている「がんの五つの治療」のなかに入っています

がんの標準治療としては、「外科手術、抗がん剤（化学療法）、放射線治療」の３つがあります。近年、それに「がん免疫療法」「温熱治療」が加わりました。

外科手術、抗がん剤（化学療法）、放射線治療、がん免疫療法、温熱治療の五つが、現在保険適用されているがんの治療方法です。

ただし、ハイパーサーミアの十分の一程度の威力のものが先に保険適用になったため、実際には複雑です。当院のハイパーサーミア治療は、けっして高額ではないため、お問い合わせください。

## ハイパーサーミア治療は、がんの標準治療との併用で相乗効果をもたらします

**化学療法（抗がん剤）との併用**……ハイパーサーミア治療で体温が上がると、血管が太くなり、血流が増加します。そのことにより、がん細胞内に多くの薬剤が取り込まれ、抗がん剤の効果が増強されます。

抗がん剤の効果が増強されると、抗がん剤の投与量を低減することができます。骨髄抑制、疲労感、食欲低下などの副作用が軽減されます。

抗がん剤の効果が表れにくいがんには、とくにハイパーサーミア治療の併用が向いているようです。加温によるがん組織の温度上昇や酸素濃度の上昇によって、抗がん剤の治療効果が高まります。

**放射線治療との併用**……放射線によってダメージを受けたがん細胞は、修復しようと

します。がん細胞の修復は、低栄養で血流や酸素が乏しいとうまくいきます。

ハイパーサーミア治療をすると、患部付近の細胞すべての温度が上昇し、血流がよくなるので、栄養や酸素が多く運ばれることになります。

そのような環境下では、がん細胞の修復はうまくいかなくなります。


**外科手術との併用**……ハイパーサーミア治療を行なうとがん細胞は死滅するのですが、すぐにすべてのがん細胞が死滅するわけではありません。また原理的にはがん細胞は42℃以上になると死滅するのですが、がんという病気は複雑であるため、すべてのがん患者さんが同じように治っていくということはあまりないようです。

しかし、ハイパーサーミア治療により、がん病巣が小さくなっていくことは、ある程度確実であるといえます。

がん病巣が小さくなると、らくに外科手術で摘出することができます。

体のさまざまな機能が温存され、予後のＱＯＬ（生活の質）の向上が期待できます。

**がん免疫療法との併用**……ハイパーサーミア治療で体を温めると、免疫機能が活性化します。さらにがん細胞の抗原性が高まります。
そこに免疫療法を行なえば、相乗効果となり、免疫療法の効果が高まります。

## ハイパーサーミア治療のそのほかの特長

眼以外のほとんどの部位に適用が可能です。
パーキンソン病やアルツハイマーも治療対象です
病巣の深さに合わせ、浅部から深部まで選択的に治療することができます。
疼痛緩和効果もあります。
副作用がほとんどありません。
原則週1回から2回の治療で、治療時間は約20～50分ほどです。

CT・MRI・PETなどの検査で効果の確認をおこないます。

## 治療に際し注意していただきたいこと

治療が難しい方……ペースメーカーを装着されている方は、ハイパーサーミア治療をすることができません。

治療部位の近くに金属物（ステント等）のある方は、治療が難しい場合がありますのでご相談ください。

治療中……体が電気を帯びた状態になりますので、熱傷防止のため貴金属、鉄金属が存在する眼鏡、時計などは外していただきます。

治療後……大量の発汗がありますので、水分補給が必要です。

火傷（熱傷）……ほとんどありませんが、まれに治療部位の皮膚に低温熱傷ができることもありますので、15秒ずつ体の軸をずらしてください。

熱中症……体全体の温度が上がり大量の汗をかくので、熱中症を誘発することがあります。

倦怠感……体全体の温度が上がるので、微熱の後のような気だるさ感や筋肉のこわばりが出ることがあります。治療中から水分をたくさんとって、1時間以上休んでください。

## Dr. 周東の一言

# 安保徹氏の『免疫革命』に関して

安保徹氏は『免疫革命』のなかで、「精神的・肉体的にストレスがかかると、自律神経のバランスが交感神経優位になり、顆粒球が増えすぎ、組織の再生が過剰になり、顆粒球は活性酸素をまき散らし、そのことにより増殖関連遺伝子に異常が起こり、ガンが発生する」としておられます。

『免疫革命』は、２００３年11月初版の本なので、当時としては最先端でしたが、現在ではさらに多くのことがわかってきています。

顆粒球には、好中球、好酸球、好塩基球の３つがあります。このなかで、細菌を貪食して殺菌するのは好中球です。

好中球は、細菌に接触するとレセプターで異物だと認識し、包み込むように細菌を好中球内に取り込みます。そのことを貪食（どんしょく。もともとの意味は、むさぼり食う）と呼んでいます。

そうして、活性酸素、過酸化水素（活性酸素の一種）、次亜塩素酸を発生させて殺菌しています。そのほか、顆粒から放出される加水分解酵素などでも殺菌します。さらに近年、微生物についてはクロマチンの網（NETs）を形成して捕らえることがわかってきました。

活性酸素は、好中球が貪食した細菌を殺菌しています。活性酸素は、がん、老化、生活習慣病の原因になりますが、悪い作用ばかりではないのです。

細菌を貪食した好中球は、やがて死亡します。死亡した好中球は、膿として体外に排出されるか、組織内のマクロファージによって処理されます。このときにもたくさんの活性酸素を発生させます。

安保氏は「増えすぎた顆粒球が活性酸素をまき散らし、増殖関連遺伝子に異常が起こり、がんが発生する」といっておられますが、活性酸素によって、がん細胞が死滅するということも起きています。おそらくがん細胞をアポトーシス（自死）へと誘導し、死滅させているのです。

温熱療法は、がん細胞内を高温にして、活性酸素を増やすとともに低血糖状態にしているということもあるようです。

がん細胞それに腫瘍細胞全般には、酸素や栄養分を運んで腫瘍に入る輸入動脈ともいうべき動脈はあるのですが、温熱により盛んに温められた血液が通る血管はありません。腫瘍は、輸出動脈ともいうべき血管を拡張させることができないのです。腫瘍自身が新生した新生血管を拡張させることができないため、熱を放散することができず、ついに限界の42℃にまで高まってしまいます。そのことで、ガン細胞は自死するのです。

# がんにならない生活改善の秘訣（12か条）

1朝いちばんのツバを飲んではいけない
2朝食のパンにバターを塗ってはいけない
3毎朝一杯のうすめたお茶を自分で入れて飲もう
4トイレを我慢してはいけない
5ナスやキャベツを加熱調理して食べよう
6大きな声を出して怒鳴ってはいけない
7暑くても身体を冷やす食物は控える
8運動不足の人は肉を食べ過ぎない
9お腹がすいている時は酒を飲まない
10就寝30分前に低脂肪牛乳を飲もう
11ベッドに入る前に足を温めよう

12毎食後（20分後）には２００～２５０ccの白湯を飲もう
おまけ１　歌を歌うことで幸せホルモンを増やそう
おまけ２　筋肉を増やして若返りホルモン（抗老化）を増やそう
おまけ３　体をコツコツ叩いて骨《ほね》ホルモンを増やそう

# 第3章

# 私の温熱療法の歩み

# 北投温泉（台湾）と玉川温泉（秋田県）北投石

## 玉川温泉の「健康によい」不思議な石

秋田県の田沢湖玉川にある玉川温泉には、北投石と呼ばれている不思議な石があります。「健康によい」ことはもちろん「がんを治す効果がある」というようなことが、マスコミで取り上げられ、大きな話題になりました。

近年、北投石がもたらす不思議な効果は、ごく微量で安定した放射線のおかげであることがわかってきました。

放射線は、もちろんとても危険なものであり、体によくありません。しかし、極微量の放射線は、人体の内部深く浸透して、各内臓に作用し、解毒作用によって体質を改善し、体位を向上する効果が高いようです（『北投石で難病を克服する』安陪常正・著）。

その極微量のラジウム放射線が体に善い働きをすることをホルミシス効果と呼んでいます。北投石は、ラジウム放射線のほかに遠赤外線・マイナスイオンも大量に放出しています。

玉川温泉には、北投石のホルミシス効果、遠赤外線・マイナスイオン効果をさらに大きくするために、岩盤温浴施設もあり、全国からたくさんの人が訪れています。

放射性のラジウムを含んだ北投石は、半永久的にラジウムを生成・放出するので、国の特別天然記念物に指定され、採掘が禁止されています。

## 北投石は日本人により台湾で発見された

世界で最初に北投石が発見されたのは、台湾の台北市北投区でした。その後に、玉川温泉でも発見され、北投石があるのは世界でこの2ヶ所のみです。

台湾の北投温泉で、1905（明治38）年に北投石を発見したのは、地質学者の岡本要八郎です。北投石と命名したのは、東京帝大の鉱物学者・神保小虎で、1913

（大正２）年のことでした。

日本が台湾を併合したのは１９８５（明治28）年であり、中華民国が台湾を接収したのは、太平洋戦争が終結した１９４５（昭和20）年です。

つまり、台湾の北投石は、台湾が日本であったときに、日本人の学者によって発見されたのです。

１９２３（大正12）年には、皇太子であった昭和天皇が、北投温泉に巡行しておられます。

太平洋戦争終結により、中華民国が台湾を摂取し、北投温泉に「置屋」が置かれ、保養地から花街へと変貌しました。

１９７９年に公娼制度が廃止され、北投温泉は再び一般市民のための保養所となり、今日に至っています。

## 北投石の代替鉱石としてパート・ガスタイン鉱石が注目されています

世界には４千種類ほどの鉱物がありますが、台湾の地名がついた鉱物は北投石のみです。

北投石は、学術的には独立種であるとはいえず、重晶石の亜種である「含鉛重晶石」です。

台湾の北投石は、１９３３（昭和8）年に天然記念物に指定されました。

玉川温泉の北投石は、１９２２（大正11）年に天然記念物に指定され、特別天然記念物に指定されたのは、１９５２（昭和て27）年のことでした。

現在、北投石の代替鉱石として、オーストラリアでとれるパート・ガスタイン鉱石が注目されています。

## 「湯で治す」ことは昔も今も世界中で行なわれている

### どの文明にも日本の「湯治」にあたるものがあった

日本では明治維新までは、疲れたり病気になったりしたときには「湯治」に行くことが常識のようになっていました。奈良時代の『出雲風土記』に、すでに湯で治す「湯治」の記述があるので、いまから1400年ほども前に、日本ではすでに「湯で治す」ことが行なわれていたようです。

湯治は日本だけのものではありません。もっともよく知られているのは3世紀のローマ皇帝カラカラ帝によってつくられたカラカラ浴場です。カラカラ浴場には、一度に1600人もの人が入浴していたそうです。

現在のドイツのバーデン・バーデン（Baden-Baden）温泉郷をつくったのは、古代ローマ人です。ドイツの Baden や Bad の名がついた街のほとんどに温泉があります。

ドイツの温泉は、一定期間滞在して運動や食事、心のケアも行うパッケージになっているものが多いようです。それに温泉入浴も、最初にこの湯に5分、次にサウナに3分、水中歩行4分などと、コースになっているところが多いようです。

現在のフランスにも100ヶ所を超える温泉保養施設があります。そのほか、ハンガリー、チェコ、ベルギー、北欧にも温泉療養施設が数多くあります。

アジアでは、韓国、中国、台湾、タイ、ミャンマー、マレーシア、フィリピンなどに、数多くの温泉保養施設があります。

古代ギリシアでは、格闘技の鍛練の後に温泉に入ったという記述があります。

古代ギリシア、古代ローマの頃から現在に至るまで、世界中で「湯で温めて治す」ということが行なわれていたのです。

## 西洋医学の基本は対処療法、伝統的な治療はもとから治す

日本では、いまも湯治が行なわれていますが、昔ほど盛んではなく、「湯で治す」ということも、昔ほどには真剣に行なわれていないようです。

そうなってしまったのは、明治維新になって、西洋医学だけが国家が認める医学となったことが大きく関係しているのではないでしょうか。

西洋医学だけが国家認定の医学となることにより、西洋医学を学んだ医学生のみが、国家試験に合格して医師となりました。

西洋医学は、感染症を撲滅し、多くの効き目の確かな医薬品を開発するなど、優れたところがたくさんある医学です。外科手術の技術も器具も機械も驚くほど進歩し、多くの人を救い、いまも救い続けています。

しかし、西洋医学の基本はアロパシー（対処療法）です。内科の基本は薬によって症状を抑えるということです。外科の基本は悪いところを取り除くということです。

湯治をはじめとする日本および多くの外国の伝統的な治療は、ホリスティックな観点、全身・全体的な観点から、病気になった原因を探り、もとから治すという治療です。

## 西洋医学、東洋医学とも「自分の力で自分の病気を治す」が大原則

もう一つ、西洋医学の急な導入によって、とても大事なことが忘れ去られることになったのではないでしょうか。それは「自分の力で自分の病気を治す」という「病気の大原則」です。

「自分の力で自分の病気を治す」は、西洋医学、東洋医学を問わず「病気の大原則」です。しかし、西洋医学が入ってきたあたりから、医師（＝西洋医）のいうことを丸ごと受け取ってしまうようになったのではないでしょうか。

西洋医の処方する医薬は、どのような薬であり、どのような効果があり、どのような副作用があるかなど、患者さん自身が確かめることが、ほとんどなくなっていませ

んか。「お医者さんからもらった薬」ということだけで、何も考えずに言われたように服用するようになっていませんか。

そのことは、悪いことではありません。医師は病気の専門家ですから、薬を間違うということは、ほとんどありません。そのため、勝手に判断して薬を飲まなかったり、決められた以上に飲んだりすることはよくありません。

たまに診断の間違いで、的確な薬を出さなかったために、なかなか症状が改善しない患者さんが当院に来られることがあります。無熱性肺炎などがそうです。「熱のない肺炎」になっているのに、熱がないから肺炎ではないと診断し、効かない薬を出している先生もおられるようです。

そのため、症状がなかなか改善しないときは、セカンドオピニオンを求めるということが大切です。

それとともに、「自分の力で自分の病気を治す」という病気の大原則を、しっかりと思い起こすことが、とても大切です。

## 本当に必要なのは、総合診療医の「かかりつけ医」「ホームドクター」

近年インフォームドコンセントということが言われるようになりました。インフォームドコンセントは、一般的には「医師は治療法や薬の内容について、患者さんに十分説明をし、患者さんの同意を得たうえで医療を行なう」ということになっています。

間違いではないのですが、その前提になっているのは「自分の力で自分の病気を治す」ということであり、主役はあくまでも患者さんご本人です。細胞レベルの医学を知って正しい健康生活に取り組むことは、自分の努力しだいです。医師や看護士などの医療従事者は、「自分の力で自分の病気を治す」ことのお手伝いをさせていただくという位置づけになります。

そうはいっても、自分ひとりで一生健康に過ごすことなど、そう簡単にできることではありません。医師であっても病気やケガをまったくしないで一生を過ごした人などいないのではないでしょうか。

そのために必要なのが、健康に関すること、病気のことなど、なんでも気軽に相談できる「かかりつけ医」あるいは「ホームドクター」です。

ここまでのことは、よくいわれていることですが、問題は、そのような「かかりつけ医」「ホームドクター」にあたる人が、本当にいるかどうかです。

医師は、みんな忙しくて、病気になっていない患者さんの相談に付き合ってくれたりしないのではないでしょうか。

それに、「かかりつけ医」「ホームドクター」は、大学病院の医師や専門医よりもある意味で責任重大です。それに、医療について幅広く深い知識と経験がなければなりません。なぜならば、どんなに難しい患者さんが、突如来られるか、わからないからです。

そのためたんなる「かかりつけ医」「ホームドクター」ではなく、総合診療医の「かかりつけ医」「ホームドクター」を持つことだと思います。

## 現代医学にホーリズム医療を加えてこその総合診療医

患者さんの特定臓器に着目するのではなく、普段の生活における肉体面や精神面の様子、さらに社会環境に着目し、患者さんの健康問題全体に向き合いながら治療を行なうのが、総合診療医です。

総合診療医は、これまでの病気のことや、薬に対する反応、アレルギーなど、患者さんの健康に関する情報も管理します。がんなどでさらに詳しい検査や入院が必要なときは、適切な診療科や病院を紹介するとともに、これまでの病歴や検査結果、治療内容などを提供します。

それだけではありません。紹介先で治療が終わると、そこでの治療内容を引き継いで再び患者さんに必要なアドバイスや治療を提供します。

ヒポクラテスのように、患者さんが置かれている生活環境、家族の様子、病歴にも注意を払い、診断や治療法を選ぶさいのデータに加えます。

私は、医師本人の志によって総合診療医なれる、そう思っていました。しかし、ヒポクラテスの医学を詳しく知ることにより、19世紀以降の現代医学だけを学んだ医師は、総合診療医にはなれないのではないかと、考えが変りました。

ヒポクラテスの医学と現代医学は、医学の根底が大きく違っています。ヒポクラテスは「西洋医学の父」と呼ばれていますが、根底をなしているのはホーリズム医療、全体医療です。

現代医学・現代医療の根底にあるのは対処療法、アロパシーです。アロパシーは、医薬によって病気の症状を抑える対処療法を基本とする医療です。

アロパシーと対立する療法は、一般的にはホメオパシー療法（＝同種療法）です。ホメオパシー療法は、体の免疫機能を活性化させて病気を治す治療方法です。

私が、ここで使っているアロパシーは、対処療法という意味ですが、対立する療法は、ホメオパシー療法ではなく、ホーリズム医療です。

私は現代医学を否定するものではありません。現代医学にホーリズム医療を加えなければ、現代医療の行き詰まりを打破することはできない、ということを述べているのです。

ちょっとした風邪でも大きな病院へ行きたがる方がいますが、大きな病院は診療科目がたくさんあり、専門が細かく分かれています。安心感がある一方、専門科以外は専門でないために、隠れ病は見えてこないことがたまにあります。大きな病院は、患者さんの肉体面、精神面、環境面などを総合的に把握することは難しいのです。

患者さんが長い時間待たされ、あっというまに診察が終わるようななかで、よほど長期入院でもしないかぎり、医師と患者さんがとても親密な話ができて、冗談を言い合えるような関係を結ぶことはできないでしょう。

最近、当院では温熱療法により慢性肺疾患が改善される症例が多くなってきています。特に慢性的な肺病変の改善は著しく、気管支拡張症などがめざましく改善しています。

# 私が20数年前に開発した「温泉酢足浴」

## 足湯に玄米酢や竹酢、岩塩や海水塩などを入れて溶かせた

最初に気づいたのは、足湯の効果でした。現在、温泉地やその近くの駅などで、温かいお湯に足をつける足湯が盛んです。それだけでも十分に温熱療法になるのですが、私がおすすめしている足湯は、玄米酢や竹酢、それに岩塩や海水塩などの自然塩を摂氏42℃のお湯に溶かせ、そこに両足を30分ほどつけるという方法です。

家庭では普通のお湯を使うことになると思いますが、温泉地などでは、もちろん温泉を使います。そこに玄米酢や竹酢、岩塩や海水塩などを入れて溶かせ、足湯にしたものをとくに「温泉酢足浴」と呼ぶようですが、これは私が患者さんのために開発した新しい足湯の方法でした。

足湯のお湯の最適の温度は42度です。42度は、やけどをしないで血液循環の改善が

進む温度です。くるぶしの上まで足湯がくるようにして、30分ほどすれば、温かさが下半身から背筋を伝わって全身にひろがります。

お酢の入った足湯だと、全身のポカポカがかなり長持ちします。玄米酢、竹酢をおすすめしていますが、なければ米酢でもかまいません。

全身のポカポカがかなり長持ちするのは、血行がよくなったからです。血行がよくなると酸素も栄養も体のすみずみにまで行き渡るようになり、全身の細胞が活性化します。血行がわるいと身体の機能もうまく働かなくなるのですが、それも改善されます。

## 体内毒素の排出も進みます

いまでは糖尿病の治療方法の一つとして「フットケアー」といっていますが、私は医学生のころから足の温熱療法や経絡マッサージに注目していました。そのきっかけになったのは、足の臭いでした。足湯をしたり経絡マッサージをしたりすると、足の臭いが消えるのです。

足湯、経絡マッサージで足の臭いが消える理由を知ったのは、医師になってからでした。足裏の角質が固く厚くなると、体内毒素の排出機能が低下します。本来ならば足裏から排出されるべき毒素が排出されなくなり、足が臭くなるのです。

それに、足の爪の垢も細菌繁殖の原因になります。爪にたまった垢が細菌のエサになり、真菌や一般細菌が繁殖するのです。それが足の臭いを強くする原因にもなります。

手足の爪周辺に小さな傷ができ、そこにカビや細菌が入り込むとひょう疽《そ》という皮膚病になってしまいます。

玄米酢や竹酢や自然塩の入った足湯には、浄菌作用があり、汚物除去もすみやかに行なわれます。そのことにより、さまざまな「足病」に大きな改善効果があります。

そのうえ温熱作用により血行が改善され、体のすみずみに酸素と栄養が運ばれることになり、体の本来の機能が活性化されます。そのことの大きな効果のひとつに、体の中にたまっていた毒素の排出があります。

足湯による毒素排出効果には、酵素も大きな役割を果たしています。酵素は、体を「温」と「冷」に交互におくだけでも、たくさん消耗されます。そのときに、酵素は強い排毒作用を発揮するのです。

## 人体はすべてつながっていて、臓器間の連絡や交通も密接

女性のなかには、1日に30分の足湯を続けることにより、「オリモノが減った」「子宮内膜症が改善した」「子宮筋腫が小さくなった」という人がいます。これは血行不良で弱っていた子宮、卵巣が活性化したということであり、毒素が排出されたということでもあります。

そのほか、糖尿病、腎臓病、動脈硬化、神経痛などにも、足湯は優れた改善効果を発揮します。

人体はすべてつながっていて、臓器間の連絡や交通も密接なので、弱っていた腎臓が元気になると、その人のすべての臓器、すべての機能が元気になることに繋がります。

逆に言うと、腎臓がさらに弱ると、人工透析にすればいいということではすみませ

ん。腎臓が弱っていくということは、体全体が弱っていくということなので、死に近づくということにほかならないのです。

これを私は内臓機能連携、内臓ネットワークとして、お話しています。

現存する中国最古の医学書『黄帝内経』に書かれてある五臓六腑とは、肝、心、脾、肺、腎の五臓、大腸、小腸、胆、胃、三焦、膀胱の六腑ということになっています。しかし、今日の解剖学的知識とは一致しません。さらに六腑のなかの三焦は、膜成分を指しているといわれていますが、実際は何をさしているのか明確ではありません。

内臓機能連携、内臓ネットワークということから五臓六腑を解釈すると、なるほどということになります。

脂肪からもホルモンが出ています。

小腸にはトランスポータがたくさんあります。

すべてが健康に関わっているのです。

## 五臓六腑

五臓六腑とは、伝統中国医学において人間の内臓全体を言い表すときに用いられた言葉のことである。

「五臓」とは、肝・心・脾・肺・腎を指す。心包を加え六臓とすることもある。
「六腑」とは、胆・小腸・胃・大腸・膀胱・三焦を指す。

## 温故知新

五臓六腑について書かれた最古の文献は、中国最古の医学書とされる『黄帝内経』であると言われている

南越谷健身会クリニック
周東 寛

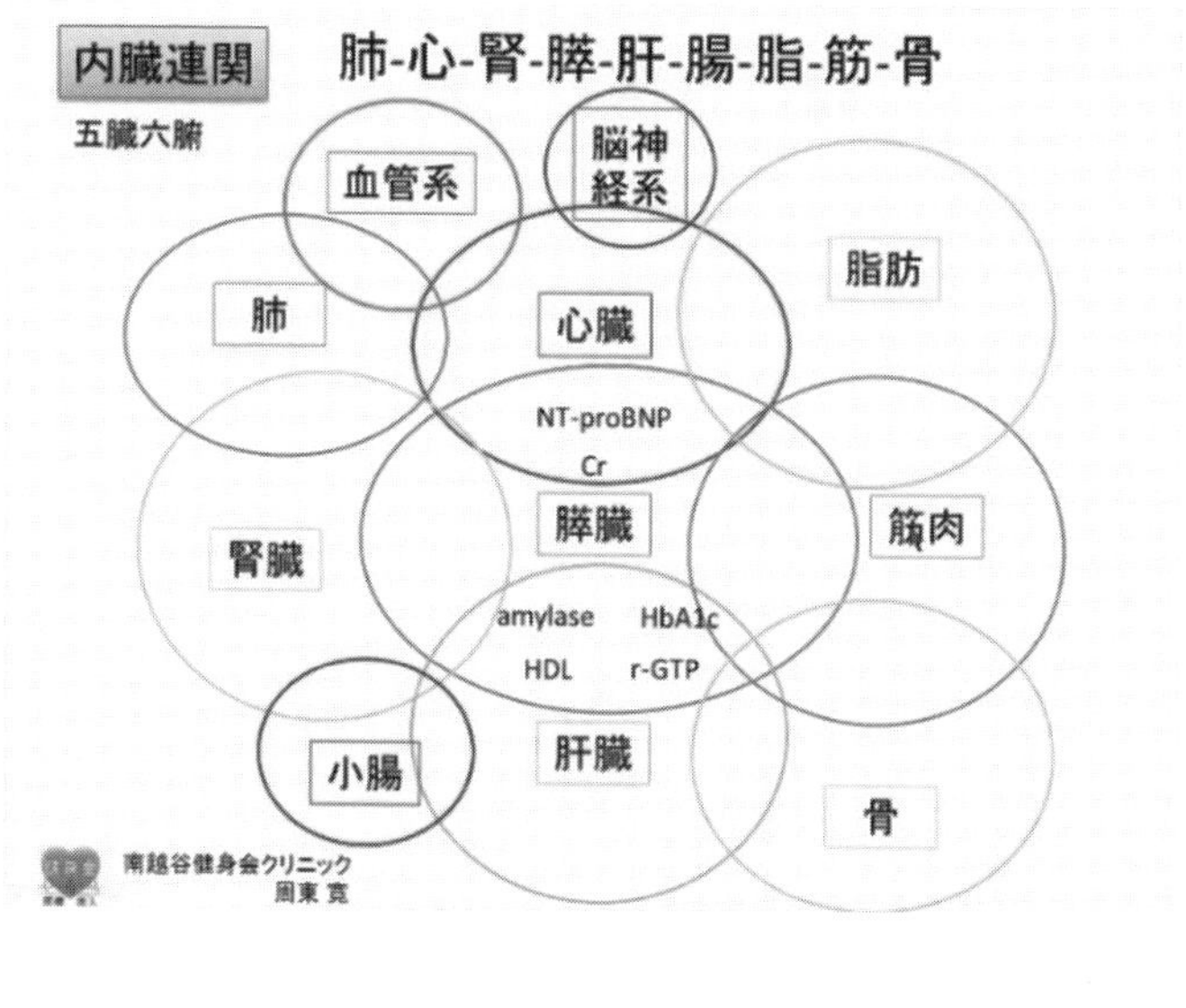

## 腎臓は骨からのメッセージにより尿細管でのリンの再吸収を抑え血液中のリン濃度を下げている

最近明らかになってきたことなのですが、ヒトの骨はリン酸カルシウムでできています。リン酸カルシウムでできた硬い骨をもったことで、陸にあがることができ、走ったり狩りをしたりできるようになったのですが、困ったことも起きました。リンが過剰になったとき、血管の内壁に沈着するようになったのです。リンが血管の内壁に沈着すると血管の内腔が狭くなり、血栓ができやすくなります。狭心症、心筋梗塞、閉塞性動脈硬化症なども起きやすくなります。

そのため、リンが過剰にならないように血液中のリン濃度を調節する必要がありまます。それをやっているのが腎臓です。

腎臓はどのようにして、血液のリン濃度を調節しているかというと、骨から直接メッセージをもらっているようです。骨は血液中のリン濃度が高くなると、「リンは足りています」ということを意味するメッセージ物質を盛んに放出します。骨はメッセージ物質を放出することで、「リンは足りています」というメッセージを、腎臓に伝えているわけです。

骨からのメッセージを受けとった腎臓は、尿細管で必要と思われるものを尿の中から再吸収するときに、リンについては少し抑えます。

そのようにして、血液中のリンの濃度を下げ、血管の内壁にリン沈着することを防いでいるのです。

正常な内臓は局所的に温熱がかかると、血管が拡張します。このときに炎症をおこしていたところが改善され、血栓が詰まるのも改善されます。

## 子供たちにはとくにリン酸塩の過剰摂取を止めさせる必要があります

リン酸については、どうしても指摘しておかなければいけないことがあります。どれほど健康に気をつけていても、このことを知らないとなんにもならないほど、現代人の健康にとって重要なことです。現代に生きる子供にとっては、とくに重要です。それは、現代の子供たちの多くは、レトルト食品とともにリン酸塩を大量に摂取しているということです。スーパーで売っているレトルト食品の原材料表示に、しばしばリン酸塩という言葉を見ます。

リン酸塩を使うと食感がよくなります。これはリン酸塩がたんぱく質や高分子物質に作用して、保水性を高め、食品を柔軟にするためです。

しかし、そのことはカルシウムの吸収を抑制することにつながります。カルシウム吸収が抑制されると、骨粗しょう症になり、腎機能が低下し、副甲状腺機能亢進症になります。鉄の吸収も抑制されるので、貧血になります。

そのようになってしまうととても危険なリン酸塩を、現代人は知らず知らずのうちに大量に摂取しているのです。

# 私が開発した岩盤温浴は、排毒とミネラル摂取をともなう温熱療法

## 岩盤温浴は、酵素による排毒とミネラル摂取を同時に行うことができる

中国には古くから温灸療法がありました。温灸療法は、16種類の漢方薬をタバコのように紙で巻いたもの（薬棒）の片方に火をつけ、全身にある鍼灸のツボを温めるという療法です。

日本では、ビワの葉温灸がよく知られていますが、これも1700年前くらい前に中国から伝わった温灸療法の一種のようです。

岩盤温浴は、岩盤を敷きつめて温め、そこに体を横たえて温めるというもので、私がはじめたころは、あまり利用者はいませんでした。それが、あっというまにたいへんなブームになり、埼玉県には本格的なものが多いのですが、東京などではビルやマ

ンションの一室を利用して、じつにコンパクトな岩盤温浴施設がつくられました。

東京の岩盤温浴は、マイナスイオンが豊富だとか、遠赤外線効果があるなどとうたっています。マイナスイオン、遠赤外線効果というのは、その当時の流行りであり、岩盤温浴にも、もちろんそのような効果があり、それが体によいことはいうまでもありません。

岩盤温浴は、遠赤外線効果により体の芯まで温まり、ゆっくり汗をかくので、その汗はミネラル分を含まない水に近い蒸発しやすい汗となります。そのような汗をかくことにより、新陳代謝がよくなります。

しかし、岩盤温浴がもたらす大きな健康効果は、酵素により解毒作用をはかり、ミネラルを摂ることにあります。

酵素は、体を温冷に交互におくだけで消耗され、そのとき強い排毒作用を発揮するので、基本的にはどのような施設で行なっても、それなりの効果を上げることができます。

ただし、このとき温度と湿度と時間が重要であり、これを基本的にクリアしていることが、よい効果を上げるための条件となります。

また、ミネラルの摂取は、岩盤から行なわれるので、花崗岩を使うべきです。花崗岩はとても硬くたくさんの金属を含有しています。山にゴロゴロと花崗岩があるのは、硬いからです。風雨により山の土が削られ、花崗岩が残ったのです。

花崗岩は自然のものでなければなりません。コストを抑えるために、トルマリンなどの化学物質を含んだ人工岩盤を使ってはなりません。

さらに張り合わせた岩盤使っているところもありました。それではミネラルを吸収できないばかりか、岩盤を温めると接着剤に含まれていた化学物質が気化し、それを吸うということにもなりかねません。

## 岩盤浴によるミネラル摂取は、森林浴の鉱物版のようなもの

私が直接に指導している岩盤温浴施設は、身体の芯からじっくり温めてリラックスさせ、大量の発汗をうながし、体内に蓄積された有害物質や老廃物を体外に排出し、

よいミネラルを摂取するためのものでした。

岩盤温浴によって、横隔膜から下を十分に温めることは、「冷え」からくる様々な体調不良を改善し、温まることと涼むことを繰り返すことより、自律神経が刺激されて自然治癒力を高めます。

室内の湿度を80％にして、岩盤を56℃にたもつ。バスタオルを敷き、そのうえで寝そべる。脱水しないようにミネラル水の入ったペットボトルを提供する。温まって血流がよくなることは、細胞の隅々にまで栄養と酸素が行き渡ることになり、細胞の新陳代謝が活発になる。

そのようにして、岩盤温浴による健康増進をはかってきました。

何万年もの風雨にあてられながら、なお残っている自然の硬い岩盤には、たくさんの鉱物が入っていて、その鉱物由来のミネラルもたくさん含まれています。

私たちの細胞は、太古の昔、鉱物の助けを借りてつくられた（触媒効果）といわれています。タンパク質に海の中の鉱物由来のミネラルがくっついて、生命が誕生したというわけです。

鉱物由来のミネラルは、動植物に含まれるミネラルとはまた違った健康への大きな効果があり、岩盤温浴は森林浴の鉱物版ともいえます。

## 岩盤温浴の効果的な入浴法

岩盤温浴は、浴衣などを着て行なうことになっていて、ほとんどの施設で浴衣などが用意されています。

座ってウォーミングアップをし、前立腺・子宮・卵巣を温めます。

次にうつぶせになり、15分くらいお腹を温めます。すると、胃腸の働きが活発になり、空腹を感じるようになったりします。

「涼み処」で休むことにより、リラックスしながらたっぷりの汗を流します。

注意すべきこととしては、体力やその日の体調に合わせた無理のない入浴をすることです。できるだけ水分補給を行ないながら入浴することも大切です。時々足の甲に水かけをすると、温浴効果が高まります。

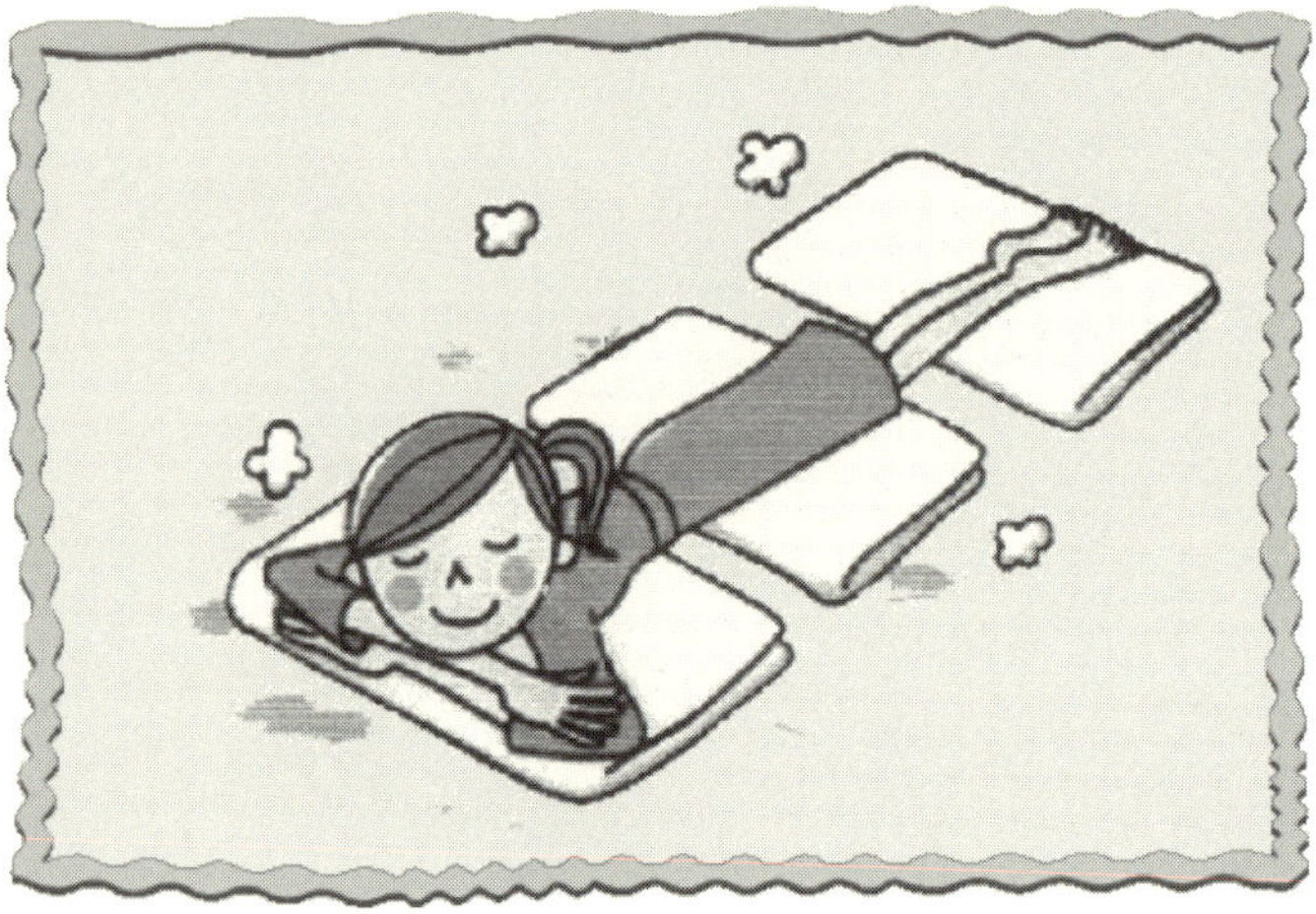

仰向けになり、背中を温めます。

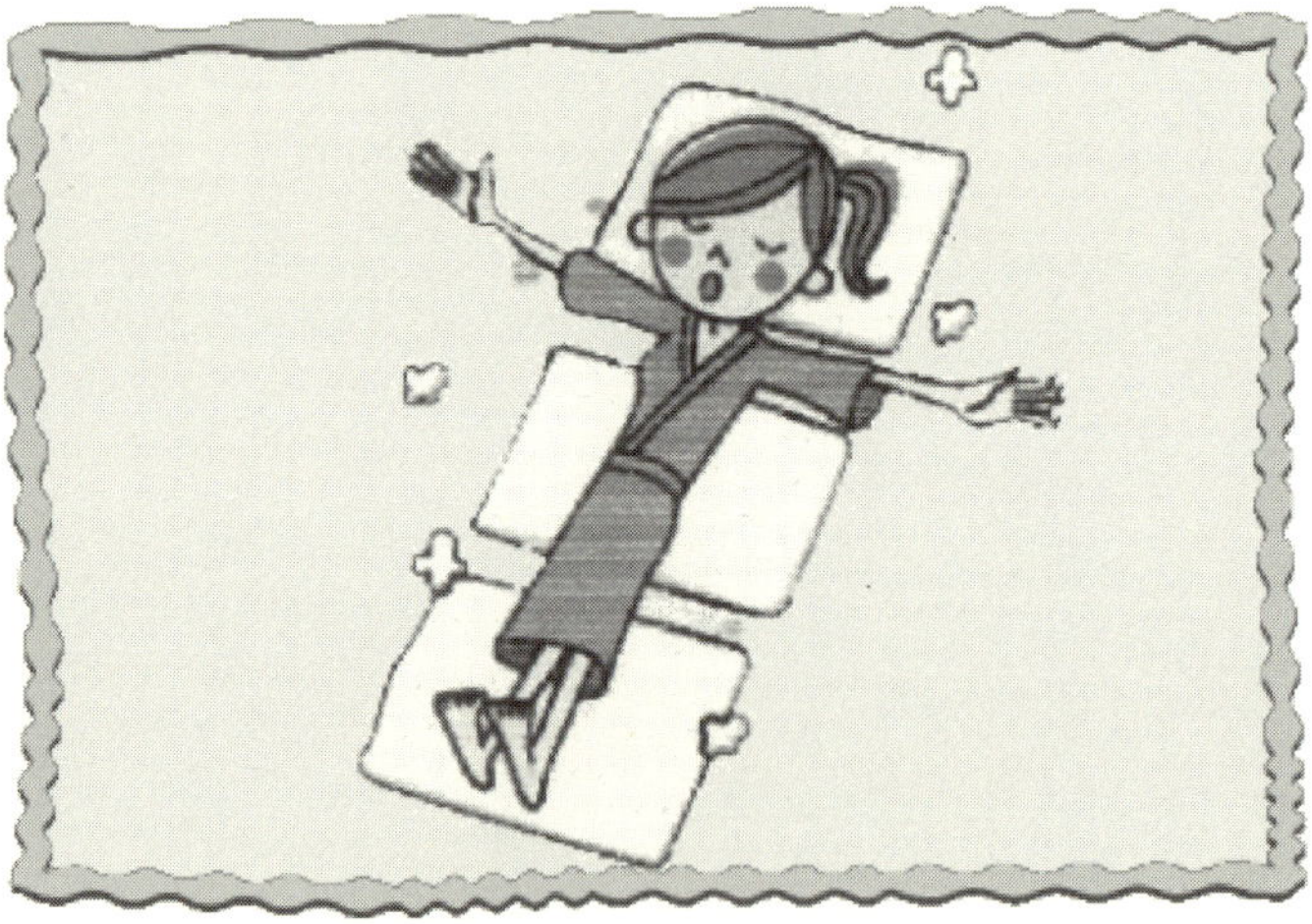

「涼み処」がありますので、そこで数分の休憩をとります。

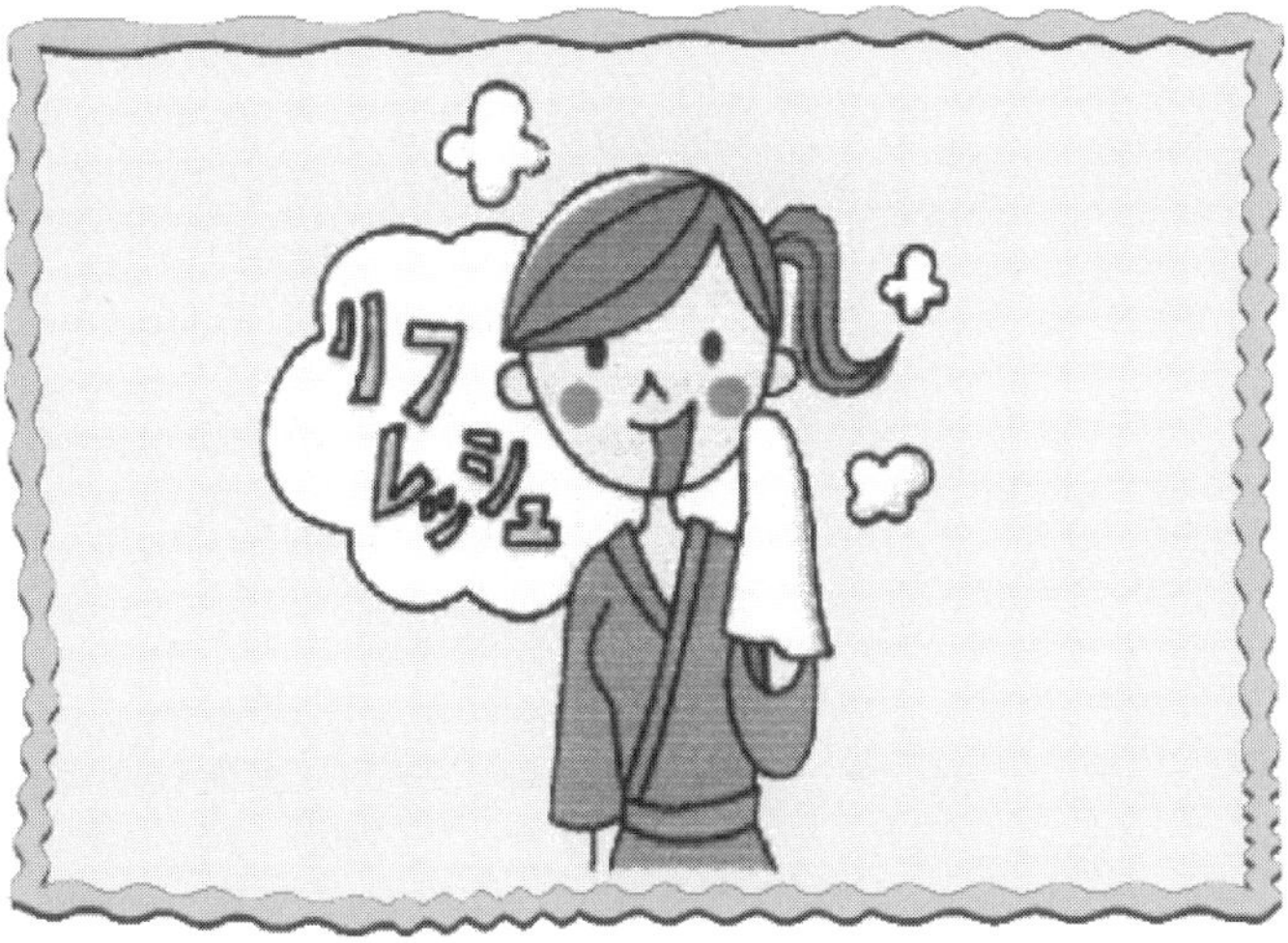


その後に、また入浴します（15 分×2、3回）

また次のような方は、岩盤温浴をすべきではありません。

すべての急性疾患（熱のあるとき）。慢性関節リウマチの病状進行期。がん、白血病、肉腫による強度の虚弱体質。重症高血圧、動脈硬化症。1年以内の心筋梗塞、狭心症発作（心電図などで判断）。重症糖尿病。代償不全の心臓病、肝臓病。発病後間もない脳卒中。発病後間もない胃・十二指腸潰瘍。ペースメーカーをつけている方。大血管の動脈瘤。妊娠初期と後期、出血しやすい体質月経中。

伝染病については、発症3ヶ月以内の方は禁止です。6ヶ月以内の方は慎重に。

6ヶ月以内で現在体調のよい方でも、短時間でお願いします。

## 岩盤温浴によって期待できる効果

病後の疲労回復。神経痛。リウマチ等の神経系疾患。胃潰瘍。瘢痕（腫物や傷などの治癒後の痕《あと》）。胃弱などの消化器系の疾患。肝臓などの新陳代謝疾患。高血圧・低血圧の循環器系疾患。外傷の後遺症。脳卒中後遺症。水虫・タムシなどの皮膚病。小児麻痺。ムチ打ちの後遺症。アトピー皮膚炎。喘息。慢性気管支炎。早期ガン。ウイルス性肝炎。腎臓病。自律神経失調症。鬱病。心身症など。

そのほか夫婦仲直り、家族の和、家族愛、友愛、恋愛などにも、優れた効果があります。

## 「ヒートショックプロテイン」という観点もある

私たちの細胞のほとんどは、水分とタンパク質でできているのですが、ときにそのタンパク質の一部の構造がおかしくなることがあります。そんなときに熱ストレス（ヒートショック）を与えると、おかしくなったタンパク質を修復することができます。

元気がなくなったレタスを50℃のお湯に浸すと、シャキッとします。これも、ヒートショックによるものですが、そのような感じでおかしくなったタンパク質が修復され元気になるのです。

ヒートショックプロテインは、熱ストレスによって増えます。ヒートショックプロテインが増えると、自己回復力が向上するので、病気の予防にもなります。美肌効果もあります。

ヒートショックプロテインは、次のように入浴方法を変えることにより、効果的に増やすことができます。
「ヒートショックプロテイン」を得るための入浴方法は以下のようになります。

1．入浴の15分前に500㎖くらい水を飲みます。
入浴すると300～500㎖ほどの汗をかくので、水分過剰にはなりません。500㎖ほどの水を飲まずに入浴すると、いわゆる「ドロドロ血液」になり、血圧急上昇の原因になり、ひどいときには血管がつまったり破れたりしてしまいます。

2．40℃から42℃のお湯につかります。
熱ショックは適度な温度が大切です。その適度な温度が40℃から42℃です。40℃ならば20分、41℃ならば15分、42℃ならば10分を目安にお湯につかってください。つかっている間にお湯の温度が大きく変化しないように、工夫してください。できるだけつかりはじめたときの温度をキープするようにしてください。

3．体温38℃でヒートショックプロテインは1.5倍に。

体温が38℃にまで上がると、ヒートショックプロテインは1.5倍になるといわれています。もともとの体温がそれほど高くない人は、入浴前の体温から1.5℃上げることを目安にしてください。

4. 入浴後できるだけ体温を下げないようにしましょう。入浴後はバスタオルを巻くなどして、急に体温が下がらないようにしてください。扇風機にあたったり、冷たい飲み物を飲んだりしないでください。10～15分くらい安静にしましょう。

5. 入浴後には10～15℃の水分を補給してください。最初は温度を測って飲んだ方がいいでしょう。10～15℃は、残念ながら室温あるいは常温ではありません。ちなみに常温は日本工業規格では5℃～35℃、食品会社の常温保存品は15℃～30℃あたりを想定しているようです。

# 現在挑戦中 私の温熱療法

## 温熱療法・酸素力・水素力・ミトコンドリア

生体エネルギーの大部分は、赤血球によって運ばれてきた酸素と食事によって得られた栄養分を原料とし、ミトコンドリア（細胞内小器官）で作られます。そのため、ミトコンドリアを必要なだけ増やし、血流をよくして酸素を必要なだけ取り込み、栄養価の高いものを食べて必要な栄養分を吸収し、酸素とともに体のすみずみに運べばよいわけです。

血流が悪くなると酸素や栄養分が組織に届きにくくなり、体内でのエネルギー産生が低下し、エネルギー量が減ります。すると私たちのからだは、大切な心臓や脳などの体温を維持しなければならないので、末梢の血管を収縮させます。

これが「冷え」の主な原因です。

さらにエネルギー不足になると、活性酸素を分解する還元酵素の合成を止めます。そのことにより、活性酸素が増えて遺伝子を傷つけ、体の弱いところでは炎症が起き、老化も早まります。

そのうえ「冷え」は、免疫力を低下させるので、日々誕生するガン細胞をやっつけることができなくなります。

それまでは、Ｔリンパ球、ＮＫ細胞、樹状細胞などが連絡を取り合ってガンと闘っていたわけですが、それがうまくいかなくなりガン患者になってしまうわけです。

逆に温熱によって冷えを改善させれば、免疫力があがります。「冷え」を改善する簡単で有効な方法は、外から全身を温めることです。体温が上がると、からだは熱を逃がそうと血流を増加させます。温熱により血流が増加すると、酸素と栄養分の運搬が盛んになり、老廃物の排出が促進され、エネルギー産生が向上します。エネルギー工場であるミトコンドリアの数も増えます。

## 「最も多い細胞」血管内皮細胞を元気にする

血管内皮細胞は、私たちの全身をめぐる血管の最内層にある細胞で、血管壁への炎症細胞の接着、血管透過性、凝固・線溶系の調節などを行い、血管の健康状態を維持するうえで非常に重要な役割を果たしています。

血管内皮細胞が担っている機能は、高血圧、糖尿病、脂質異常症、肥満などにより低下します。しかし、血管内皮の機能は改善することもあるので、機能低下を早期に発見し、体全体を「温めて、冷やして、温める」というようにすると、内皮細胞は元気を取り戻します。

体全体を「温めて、冷やして、温める」ことは、全身の細胞そのものを大きく刺激することにほかなりません。全身の細胞そのものが元気になると、「最も多い細胞」である血管内皮細胞も元気になります。

血管内皮細胞は、血管壁への炎症細胞の接着、血管透過性、凝固・線溶系の調節などを行うために、一酸化窒素（ＮＯ）やエンドセリンなど数多くの血管作動性物質（血管に働きかける因子）を放出しています。

血管内皮細胞が放出する一酸化窒素（ＮＯ）が多くなると、活性酸素が増えることになるので、血管内皮細胞の健康を保つことはとても重要です。

## 大動脈石灰化をトラネキサム酸、酢玉ネギ、温熱療法で改善させる

大動脈石灰化が一番多いのは大動脈弓で、２番目は腎動脈よりも下方の大動脈分岐部です。

大動脈の石灰は、１回くっついてしまうとなかなか取れないため、一般には「取れない」とされていますが、じつは取れます。

トラネキサム酸（商品名：トランサミン）は、止血剤（抗線溶薬）と思われがちですが、じつは抗プラスミン製剤です。抗プラスミンは、血管の透過亢進を抑制することで炎症による膨張を改善させています。

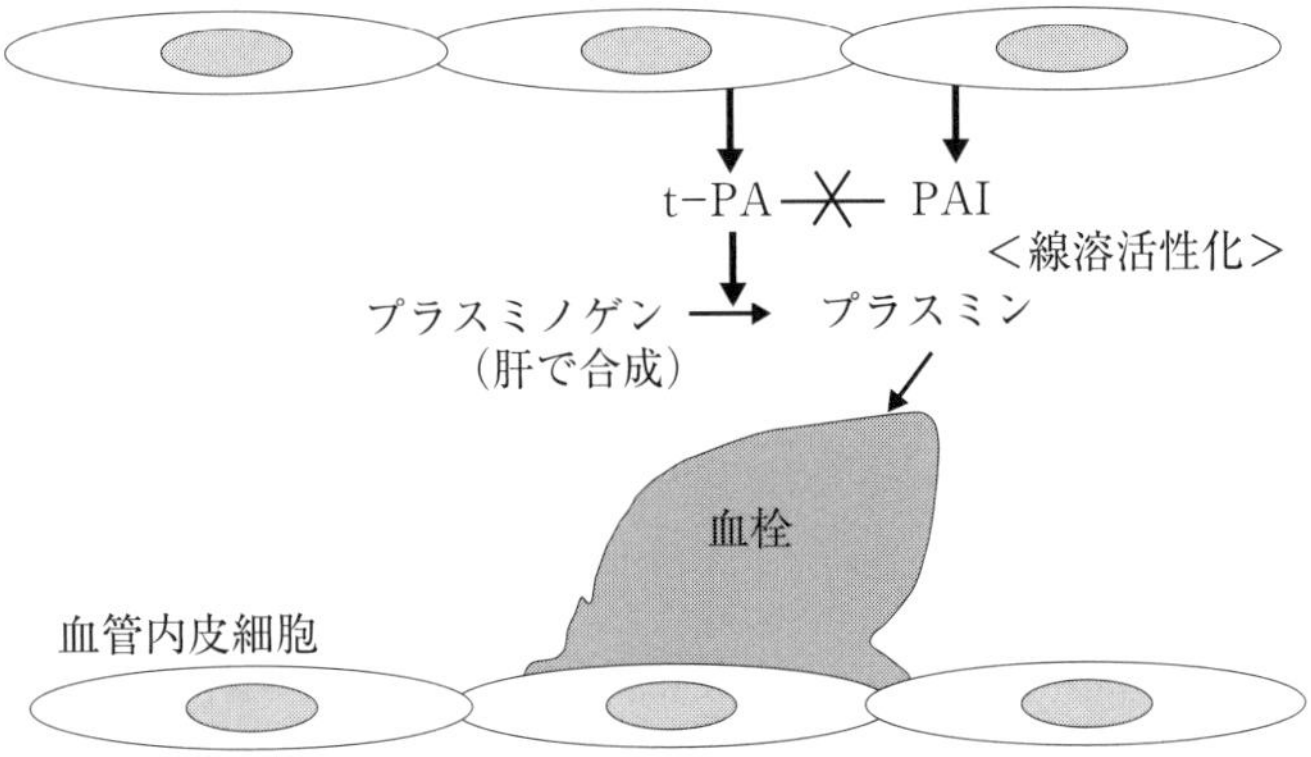


トラネキサム酸は抗プラスミン製剤

つまりトラネキサム酸は、抗プラスミン効果で血液の透過を減らすため、止血作用があるということで、出血性の上気道炎（いわゆる風邪）、咽頭炎などによく用いられているわけです。打撲による内出血の腫れを引かすためにも、同じ理由で用いられています。

そのほか、皮膚の炎症、日焼け、シミに有効です。

トラネキサム酸には、「血管透過性の亢進」と「炎症の吸収」という二つの抗プラスミン効果があるといえるでしょう。

血栓を溶かすのはプラスミンの作用ですが、これが過剰になると止血のための血栓（止血血栓）をも溶かしてしまいます。そうすると、せっかく止血できていたところが再度出血してしまいます。

トラネキサム酸のアレルギーや炎症性病変の原因になっているものの産生を抑制する働きは、炎症を処理する作用でもあり、この作用によって止血血栓を安定化させてくれます。

大動脈石灰化をともなう大動脈瘤や大動脈解離を起こしている患者さんに、トラネキサム酸を点滴すると、毛細血管の血管透過機能が正常化し、その働きによって炎症の吸収が高まり、大動脈にくっついていた石灰がとれやすくなります。

このとき温熱療法を併用すると、大動脈瘤や大動脈解離の患部が温められて、石灰は剥がれやすくなり、溶けやすくもなり、そこにトラネキサム酸の作用が2倍、3倍になって加わるので、石灰はとれてしまうのです。

このことは、私の診断と治療を外来で受診した女性患者さんが認めていました。

「はじめに」にも書きましたが、玉ねぎには血流をよくする作用があり、ここでとくに酢玉ネギを推奨するのは、酢酸が石灰をカルシウムイオンにしてくれるからです。

## 冠動脈石灰化もトラネキサム酸と温熱療法を併用して改善させる

心臓を取り巻く冠動脈の石灰化も「取れない」とされています。冠動脈石灰化を取り除く飲み薬はなく、心臓カテーテル治療の際にロータブレータというダイヤモンドヘッドの高速回転するドリルで削らないと取れないとされています。

ただし、すべての冠動脈石灰化を取り除く必要性はありません。血液の通り道を邪魔していなければ（有意狭窄を生じていなければ）、とくに取り除く必要性はありません。

糖尿病、高血圧、高脂血症、喫煙など、動脈硬化の原因となる危険因子に注意をして、適度な運動とバランスの取れた食事を心がけ、冠動脈石灰化を進行させないことです。

そのうえで、冠動脈石灰化が進行してしまえば、先の大動脈石灰化と同じように、トラネキサム酸と酢玉ネギ、温熱療法により、冠動脈にくっついた石灰を取り除きましょう。

## 気管支拡張症を止血剤と温熱療法の併用により改善させる

鼻や口と肺をつなぐ管を気管支は、肺の中に空気を運ぶ通路です。その気管支が広がってしまうと壊れた部分ができ、そこに細菌やカビが増殖して炎症をおこします。

そのことにより、気管支拡張がさらに進行します。気管支の壊れた部分に増殖した細菌やカビが、肺の中にもひろがると、肺炎になってしまいます。

さらに気管支が炎症をおこしているところは、血管が増えるため、喀血することもあります。そのほか、喀痰、血痰、咳などの症状もよくみられ、大量の喀血を起こすこともあります。

それらの症状を軽減させるためにマクロライド系抗菌薬を投与して炎症を抑えたり、喀痰をスムーズに出す薬を併用したりします。

感染を起こしていることが疑われる場合には、適切な抗生物質を使って感染を抑えます。

喀痰や喀血に対しては、止血剤の投与を行います。このとき温熱療法を併用すると、気道粘膜の毛細血管が改善して、喀痰や喀血もより効果的に改善することになります。

## 喉の炎症をトラネキサム酸と温熱療法を併用し改善させる

喉（のど）の痛みの主な原因は炎症です。細菌やウイルスが体内に侵入すると、これを取り除こうと毛細血管が拡張し、血流が増加します。それが赤みや腫れとなり、炎症と呼ばれています。

喉の粘膜が乾燥することでも炎症が起こります。空気が乾燥する冬は、喉の粘膜も乾燥しやすく注意が必要です。花粉症になり、鼻がつまると口呼吸になるので、喉の粘膜が乾いて炎症を起こしやすくなります。

喉の粘膜は、ウイルスや花粉を吸着する粘液で覆われています。しかし、喉の粘膜が乾燥すると粘液が減り、ウイルスや花粉を吸着できなくなってしまいます。そうして、ウイルスや花粉のために炎症をおこしてしまうのです。

カラオケで長時間歌い続けても、喉頭（こうとう）や声帯がダメージを受け、炎症をおこしてしまいます。どんなにアンコールの拍手が多くても、適当なところで他の人に交代しましょう。

声を出すことが多い仕事に就いている人は、腹式呼吸をマスターして、お腹から声を出すようにすると、声帯を痛めにくく、炎症もおこしにくいでしょう。

喉の痛みの原因が細菌であったときには抗生物質、ウイルスであったときには抗ウイルス薬を処方します。

しかし、一般に風邪と呼ばれている症状を引き起こすウイルスには、特効薬がありません。そのため、炎症を鎮める作用のあるトラネキサム酸を処方することがあります。このとき、毛細血管の炎症、透過性亢進を調節するために温熱療法を併用することをおすすめします。

喉の炎症は、一般的には「冷やす」ということになっています。しかし、私は温めた方がいいと思います。炎症がさほどでないときには、温熱療法で温めるだけで十分です。抗菌・抗ウイルス作用、抗炎作用、血流亢進作用により良好になります。

## 甲状腺炎症、抗サイログロブリン抗体、抗甲状腺マイクロゾーム抗体、抗TOP抗体の減少が、当院の患者さんで認められています

喉のまわりにある甲状腺が炎症をおこしているのに、喉が痛い、風邪だと勘違いしていることがあります。発熱があり、喉がとくに痛いときには、急性甲状腺炎を疑ってみるべきです。

急性甲状腺炎よりも長く続く亜急性甲状腺炎は、30～40歳の女性に多く発症する甲状腺炎です。

発熱や痛みがひどいとき、甲状腺ホルモン値が異常に高くなったときには、副腎皮質ホルモンか非ステロイド性抗炎症薬を、症状の程度をよく見て選択します。ひどい発熱や痛み、脈が異常に速い頻脈という症状があったときには、脈を抑える薬を併用することもあります。

慢性炎症の一つである橋本病は、炎症が軽度であったときには甲状腺の機能は正常

ですが、炎症が進行すると甲状腺の働きが悪くなり、甲状腺機能低下症になります。甲状腺機能低下症になると適切な量の甲状腺ホルモン薬（商品名：チラーヂンS）を内服しますが、このとき温熱療法を併用すると効果がより顕著になります。

また筋肉トレーニングをして筋肉を増やし筋力を向上させると、マクロファージを介してサイトカインが出て、甲状腺ホルモンが増えます。

当院の患者さんに温熱療法を2ヶ月行なうことにより、甲状腺特有抗原と反応する抗サイログロブリン抗体、抗甲状腺マイクロゾーム抗体、抗甲状腺ペルオキシターゼ抗体（抗TOP抗体）の減少が認められています。

また水素点滴療法によって、抗体がほとんど消失した症例も発表しました。

## COPDや間質性肺炎による間質の線維化も元に戻るはず

タバコを吸うことにより傷むのは、気管、気管支、肺胞および肺胞につながる血管です。

肺構造破壊病（COPD）や間質性肺炎（肺線維症）などにより、間質じたいが一度線維化してしまったならば、もうもとには戻らないといわれています。私もかつてはそう思っていましたが、温熱療法の力を借りることにより、肺毛細血管の改善、さらに線維化してしまった間質の周囲のコラーゲン線維が、できるだけの改善で、元に戻ると考えるようになりました。

そのエビデンスを提出できるように頑張ります。

## スーパーハイパーサーミアの驚異的な力

私のところで使用しているスーパーハイパーサーミアは、従来のものよりも強い力があり、身体の局部を浸透するように温めることで、お灸のような効果を得ることにも成功しています。

冷え症、腰痛には、驚くほどの効果があります。神経刺激改善、リンパ流や血液循環改善、免疫増進、活力増加、体力増強などにも、もともと大きな効果がありました。そのもともとの効果も、大切にしていきたと思っております。

# 逆流性膵臓炎には白湯を

## 水は細胞にとってとても大切

何も入っていないただのお湯の「白湯（さゆ）」に含まれる栄養素はミネラルくらいであり、カロリーはもちろんゼロです。その白湯は、洋の東西を問わず古くから「健康によい飲みもの」として愛飲され続けてきました。インドの伝統医学「アーユルヴェーダ」では、白湯がまるでお薬のように扱われています。

白湯の効果の第一は、「体を中から温める」ことです。体が冷えきってしまうと、暖房をつけても厚着をしても、なかなか体の中からは温まりません。これは内臓が冷えきっているからです。

白湯を飲むと、体の中心部にある食道や胃、腸管に沿って温めながら流れていきます。それが、食道や胃、腸管と隣り合わせの血管や内臓をじかに温めることになります。

それとともに、食道や胃、腸管の粘膜についた食べカスを洗い流してくれて、炎症を抑えてくれます。これが第二の効果になります。

高齢になると、噛む力も消化力も衰えるため、肝臓や膵臓（すいぞう）から十二指腸につながる管（すい管、総胆管）の合流部出口を詰まらせてしまうことがありま す。そうなると、肝臓、胆嚢（たんのう）、膵臓に悪影響がおよび臓器炎症などのトラブルとなります。

白湯はそのようになることの防止に大きな力を発揮します。食後20～30分後くらいに白湯を２００～３００ccほど飲めば、喉（のど）や食道に残った食べカスを流し、すい管や総胆管の合流部出口の詰まりを解消してくれます。

すい管や総胆管の合流部出口には、食べたものがドロドロになって詰まったりすることがあるのですが、温かい水分である白湯が届くことにより、流れてくれるのです。

さらに腸管での流れがよくなると、胆汁酸の流れがスムーズになり、インスリン分泌を促すホルモンも増え、血糖値が低下し、糖尿病の改善にもつながります。

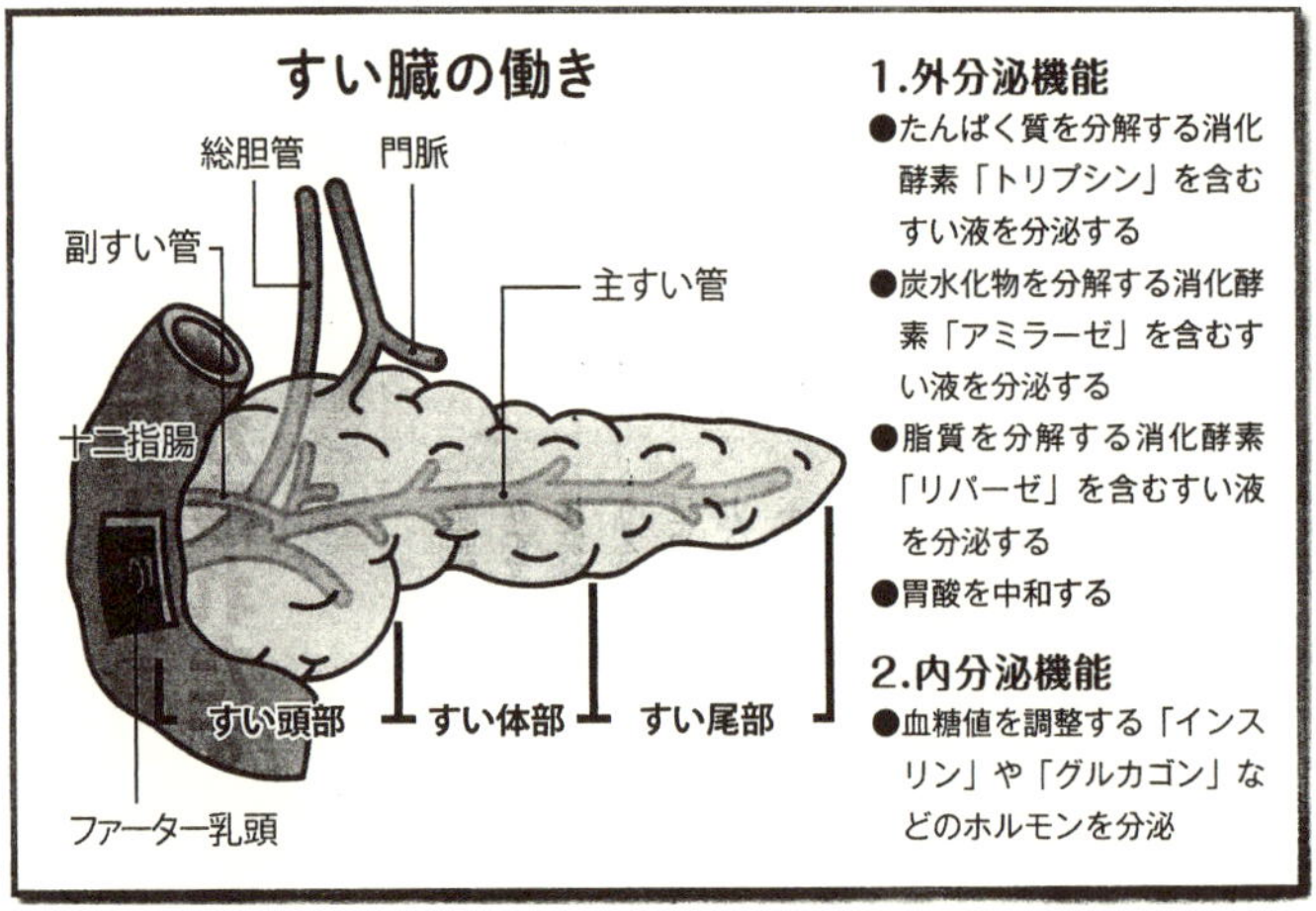


はつらつ元気　2018 年 8 月号より

## 膵液、胆汁酸が、膵臓に逆流しての炎症を「逆流性膵臓炎」と名付けました

出口をなくしてしまった膵液《すいえき》や胆汁酸が、膵臓の管に逆流して炎症を起こすものを、私は最近「逆流性膵臓炎」と名付けました。これはまだ公認されていないので、『家庭の医学』などで調べても出てきません。

逆流性膵臓炎を少し詳しく説明します。

胃を経て小腸に届いた食べ物は、まだ完全には消化されていません。ドロッとした、おかゆのような状態になっています。それが、膵液や胆汁酸の出口を塞いでしまうことがあります。総胆管と膵管が交わった先端のファーター乳頭に、ドロドロ状態の消化物が詰まってしまうのです。

ファーター乳頭が詰まると、膵液や胆汁酸は出口を失うことになり、仕方がないので逆戻りすることになります。そこにあらたな膵液や胆汁酸がやってきて、膵管へと流れていきます。そのときに膵臓の細胞を損傷し、それが膵炎の原因になると、私は

みています。

当院の検査によって発見した膵臓が不調（急性膵炎や慢性膵炎）の患者さんに、食後に白湯を飲むようにしてもらいました。患者さんの小腸に運ばれた消化物が、まだ完全には消化されずドロドロ状態であったならば、白湯の温度と水分により、流れやすいものに変わるはずです。

さて、どうなったかというと、みなさんの膵臓の不調、消化不良が改善しました。

加齢による咀嚼力の低下、消化力の低下。
食べ過ぎによる消化不良。
糖尿病による膵臓の疲労。
飲酒、ストレスによる膵臓の疲労。

これらにより膵臓が不調に陥ったときには、ぜひ「食後20～30分に白湯を200～300cc飲む」ことをおためしください。

# 第4章

# 総合診療医としての歩み

# 1元気・はつらつと

**元気・はつらつと**

健康で幸せにそして長寿で（健康長寿）

健康で自立ができる寿命（健康寿命）

死ぬまで（健康で幸せに、長寿、自立して）生きよう!!

趣味を持つ⇓楽しく

**人の健康と病気を河川に例えれば**

河口や川口に病の島々がある

河川口の病を治す

## 体の働きをよくする18の習慣

1. 生活リズムを安定させる
2. １日12分以上まとまった運動
3. 朝起きる時布団の中で手足を動かす（２～３分）
4. 起床後はゆったりとした動きで体をほぐす
5. 足の指圧マッサージで歩ける体づくり
6. 朝、歯を磨いてからコップ１杯の白湯を飲む
7. 目や耳の健康にも注意を払う
8. 毎日数回の排便を習慣にする
9. 好きな食べ物は４割カットする
10. 社交的な生活を送る
11. 足に合った靴を選ぶ
12. 食事の20分後には、コップ１杯半の白湯を飲む

13. 1日に1度は精神集中する(10~20分)
14. 1日1食は炭水化物を抜く
15. 夕飯は腹七部で睡眠3時間前までに食べ終わる
16. 風呂には毎日入る
17. 就寝前に歯磨きとうがいをする
18. 就寝前に2口の白湯を飲む

## 人間が霊長動物と言われるわけは

脳:考、霊
身体:行動
心:思
魂:DNA、遺伝、先祖代々、子孫へ伝達、レベルアップ

# 2食習慣、運動の習慣

## ブレンドオイル健康法、ココナッツオイルで老いるストップ

「悪い油」を含んだ食品を食べ続けることで、「悪い体」になってしまっている人が増えています

「悪い油」は、一度体内に入ってしまうと、血管壁などにへばりついて、なかなか除去できません。そのかんに「悪い油」が血管をボロボロにしてしまい、体重がヘンに増加し、便秘、肌荒れをもたらします

それを放置していると、動脈硬化となり、高血圧、糖尿病、心疾患、脳梗塞、認知症などを引き起こしてしまいます

朝1杯のよい油を摂りましょう

亜麻仁油、ゴマ油、オリーブオイル、ココナッツオイルなどのよい油を摂ること

で、腸内も血液もきれいにすることができます。手を洗う石鹸の原料も油であり、よい油で悪い油を洗い流すことができます

「よい油」の中でも、どれがとくにいいですか?

「よい油」を数種類混ぜるといいでしょう

それが、周東流ブレンドオイル法です

漢方の極意・多剤併用です

あなたは2週間ほどで体をリセットすることができます

## 食べる順番がとても大切

最初は・・・野菜、次に・・・・・お肉、お魚

そして・・・ご飯など主食

最後に・・・おやつ・果物

**「腹八分目」は昔の話**

今は「腹六分目から七分目」

**バターには、体によくないものが入っている**

パンのなかには、バターと塩がたくさん入っている

**シラスを食べると内臓も食べてしまう**

シラスはとくに産地を選ぼう!!

**日々適度な運動を行なおう**

**運動をする前に「健康になる」ことを強く念じよう**

ヒトは動物の一種であり、ヒトの体は動かしてこそ上手く機能するようにできています。それにもかかわらず、長期にわたって安静状態が続くと、体のさまざまな機能が低下します。それを「廃用症候群」と呼びます

それだけではあません。廃用症候群は心にも大きな影響をもたらします

その結果、自分の心身で生命を維持し、自立した生活ができる生存期間、すなわち健康寿命が短くなってしまいます

運動というと、ジョギングやスポーツジムに行ってのトレーニングなどを思い浮かべがちですが、ここで必要なのは、「自分の心身で生命維持をし、自立した生活ができる」状態を維持するための運動です。それを「適度な運動」と呼んでいます

ですから、歩くだけでもいいのです。日常生活の中で、十分に立ったり座ったりをするだけでいいのです

普通に生きているときに、普通に体を動かしていたことを持続することです

それができたら、ときにはラジオ体操をしたり、趣味でダンスをしたりするのもいいでしょう。健康カラオケも心身のためによいことです

人間の精神的な部分は、意外に肉体の状態に左右されるものです。手足の動きと脳の機能は、無縁ではありません

適度な運動による手足への刺激は、脳を活性化させます。内臓にも自律神経にも良

い影響を与えます

## 健康カラオケは、さまざまな筋肉を鍛え、大量の酸素を取り込みます

健康カラオケで最も気になるのは声です。声の質と声の大きさ（声量）です。演歌に限らず、ポップス、ロック、ジャズ、オペラなども同じです

どのようにすれば大きな声が出るかというと、腹式呼吸ができているときです。息を吸うときには、お腹をふくらませて深く吸い、吐くときは、お腹をへこませながら、ゆっくりと長く時間をかけて吐くことができていれば、腹式呼吸ができています

腹式呼吸をすると、横隔膜、腹筋、腹直筋、肋間筋、大胸筋、そして姿勢を保つ背筋などが同時に働き、鍛えられ、健康が促進されます

さらに下肺をしぼることで残気量を減らし、その後に下肺を大きく開くことにより、肺の空気の入れ換えをはかる換気率を高めることになります。体内に多くの酸素を取り込めるようになります。腹式呼吸健康カラオケは、酸素療法でもあるのです

腹式発声の応用編にあたる演歌のうなり節の発声には、気管支拡張剤やステロイド（副腎皮質ホルモン）を服用したときと同じような効果があります。酸素の取り込みがよくなり、喘息、肺気腫の予防改善効果などが期待されます

## 脳が活性化し、肌が潤い、老化防止になります

腹式呼吸による腹式発声で演歌を唄うと、体内に大量の酸素が取り込まれ、各細胞が生き生きし始めます。その細胞の活性化のなかでもとくに顕著なのが、多くの新鮮な酸素を必要とする脳細胞です

そのことに加えて、演歌の歌詞には、強烈なイメージをともなうものが多く、そのことが芸術感情脳である右脳を刺激し、脳が二重に活性化されます

また、腹式呼吸によって体内に多くの酸素が多く取り込まれると、体細胞内の二酸化炭素の排出がスムーズになり、体細胞、肌の老化をはじめとする、二酸化炭素による害を防ぐことができます

さらに男女とも「幸せホルモン」の分泌が活発になるので、肌に潤いが戻ってくるなど、老化防止に二重の効果があります

**体を健康にする第一歩－血管をよくし、体細胞を良くしよう**

**生活環境病にご注意！　空気を吸って病気になる水を飲んで病気になる**

**夫婦がほとんど一緒に行動すれば、同じ土、同じ空気、同じ水、同じ食物を摂ることになる。化学物質の害、重金属の害を同じように受ける**

**夫婦が若かったとき、「あなたはダーリン♡」**

**高齢になったとき、「あなたはだ～れ」**

**手をつなぎ、**

## 栄養とは極めて個人的な問題である

**特に高齢者では栄養は過剰よりも欠乏が問題**
**高齢者ではない肥満の人も栄養が欠乏している人がいる可能性がある**

過食による肥満は、栄養が余るためだと思われていますが、はたしてそうでしょうか？

現代人の肥満は、じつは栄養失調が原因だという説があります。毎日三回食事をしていて、三時にはおやつまで食べ、夜はお酒をのんで満ち足りた気分になっているのに栄養失調？　そんなことはありえないと、誰もが思うことでしょう

毎日豊かな食事をし、栄養を摂りすぎ、肥満からメタボになっていたならば、お腹が出っ張っているでしょうが、栄養は十分なので元気で溌剌としているはずです

それが、腹囲が基準値を上回ると、糖尿病、高血圧、心臓病、脳梗塞の危険性が出

てくるといわれているわけです
何かおかしいとは思いませんか？
食べ過ぎでも栄養が行き届き、余った分で肥るなら、病気にはならないはずです。ということは、食べたものが身体の必要な部分（ミトコンドリア）に行き渡らず、脂肪として蓄えられてしまったということではないでしょうか
肥満は、それぞれの人の体質にもよります。どれだけ食べても肥れないという体質の人は、たしかにいます。これは、食べたにも関わらず、栄養が効率よく身体に利用されていないということなのです
どうしてなのでしょうか？
食べた食物は、胃で消化され、小腸で吸収されて血液のなかに取り込まれますが、それが身体の細胞で利用されるには、ビタミンやミネラル、酵素などの働きが必要です。近年サプリメントへの関心が高まっていますが、それは豊富な食料事情と裏腹な問題があるからです
人類はほんの少し前まで食料はほぼ自給自足で、近くでとれた食べ物を食べていま

した。農業も農薬や人工肥料などを使いませんでした。それが、農業、牧畜、水産が大きく変わり、食料事情もはるかかなたの国から大量に加工食品を輸入するなど、様変わりとなりました

その結果、同じ食材であっても、含まれているミネラルの量が極端に少ないなど、困ったことが起きているのです

いまの時代を生きている人は、昔と同じ量の野菜を食べても必要なミネラルは昔の三分の一から五分の一、ときには十分の一くらいしか摂取できなくなっているのではないでしょうか

現代人の多くは肥っていて、ビタミン不足、ミネラル不足になっています。なかでも鉄の不足、亜鉛の不足は深刻で、アレルギー疾患の主要な原因の一つであるという説もあります

鉄は、ヘモグロビンの活動に必須のミネラルであり、ヘモグロビンは酸素の運搬役です

ほかのビタミンやミネラルも、身体のエネルギー代謝に不可欠なものです。そのエ

ネルギー代謝の潤滑油的なビタミンやミネラルが不足すると、必要な量を食べていても、その栄養を身体が十分に活用できないのです
それが今日の現状なのです

## サプリメントについては賛否両論ありますが、食の現状を見る限り否定することはできないでしょう

最近のテレビなどの健康番組で、どうして肥満・メタボになるのかが解明され、糖を分解してエネルギーを生み出す細胞のなかにあるミトコンドリアの役割なども紹介されています。そのことにより必要な酵素やビタミンなどのことが、よく知られるようになりました
肥満やメタボで必要とされるミトコンドリアの手助けとなるサプリメントは、コエンザイムQ、αリボ酸、Ｌカルニチンなどです。さらに必要なミネラルはというと、身体に吸収しにくい鉄ミネラルです

これらのビタミンや酵素は、どれもがダイエット用のサプリメントに分類されています。男女を問わず食べたものを効率よくエネルギーにするために必要な栄養素です

ビタミンに属するLカルニチンは、細胞での脂肪酸代謝を促し、健康長寿ホルモンであるアディポネクチンを分泌させるために特に大切です

現在は、加工食品、インスタントフーズはもちろんのこと、生野菜までもがミネラル不足になっています。それらを食べればカロリーを得ることはできますが、そのカロリーを燃焼させるものが充分ではないので、脂肪に変わってしまい、体内に蓄積されることになります

サプリメント摂取については、コエンザイムQ10やカルニチンなどに絞り込まないことが大切です。ビタミンやミネラルは、すべてがそろって初めて力が発揮できるので、総合ビタミン剤を基本にすることをおすすめします

それに加えて、もう一つ大事な、市販されていない、無料のサプリメントがあります。それは酸素です

酸素は、空気のなかに普遍的に存在するものなので、あまり意識されませんが、酸

素はエネルギーを生み出すおおもとです

市販されているサプリメントを摂る前に、酸素は充分か、きれいな空気を吸っているかどうかを考えてみる必要があるでしょう

酸素を充分に吸収していないという結論に達したときには、自分の生活のなかで、酸素をいかに効率よく身体に取り入れるかをよく考え、すぐさま実践しましょう

## 3　元気はつらつ百歳まで

**健康高齢者、元気高齢者**

睡眠はアルツハイマー病を予防する

認知症の予防は一生涯続く

楽しくなければ意味がない

わくわくするような人生の目標や計画を持つ

40歳を過ぎたら腹八分目に、歯を大切に

## Dr．周東の糖化蛋白代謝理論1
## 体がさびる（＝酸化）ことによる老化

人体を構成する最小単位である原子や分子（原子の結合体）は、通常2つの電子を持っています。しかし、何らかの要因で電子が一つ奪われてしまった原子や分子は、フリーラジカルになります

フリーラジカルは非常に不安定で、他の安定した原子や分子から電子を奪い取りま

す。電子を奪われた原子や分子は、フリーラジカルとなり、他の安定した原子や分子から電子を奪い取ります。それがくり返されます。これもまた酸化反応なのです

体内で生み出される体表的なフリーラジカルが活性酸素です。活性酸素は自らの安定を図るために周囲の細胞、血管、遺伝子などから電子を奪い、それらを傷つけます。それが病気の原因になり、老化の原因にもなります

このことは、これまでテレビの健康番組などでさんざん述べられてきたことなので、御存知の方も多いと思います。しかし、病気の原因になり老化の原因にもなるものは、活性酸素による酸化だけではありません

甘い糖による糖化もよくないのです

## Dr．周東の糖化蛋白代謝理論２
## 糖化による老化物質ＡＧＥ産生のしくみ

糖化も酸化と同じように、シワ、たるみの原因となり、私たちを老化させます。酸化と同じように病気の原因にもなります

ホットケーキを焼くと表面が茶色く変色し、美味しそうになります。しかし、それは糖化の結果のメイラード反応なのです

タンパク質＋糖質＋加熱　⇓　メイラード反応

トーストが薄茶色くなるのも、フライドポテトが薄茶色なのも、唐揚げが茶色くなるのも、メイラード反応です。糖化してしまったということです

糖化することによって、風味が増し、栄養価が高まり、保存性が増すなど、糖化に

はよいところもあります。しかし、そのメイラード反応が体内で起きると、老化の原因物質「ＡＧＥ（終末糖化産物）」がつくられてしまうのです

体内のタンパク質に糖がくっついて糖化蛋白質になり、そこに体温の熱が加わることにより、ＡＧＥに変化してしまいます

ＡＧＥは終末産物といわれるだけあって、不可逆反応です。一度ＡＧＥになるともう元には戻りません。ＡＧＥのまま体内に蓄積されていきます

## Ｄｒ．周東の糖化蛋白代謝理論３
## シワやたるみの原因もＡＧＥの可能性

体内のタンパク質の中で最もＡＧＥの影響を受けやすいのはコラーゲンです。皮膚は表皮、真皮、皮下組織の三層からなっていますが、コラーゲンは真皮の主成分です

そのコラーゲンが劣化をして、弾力性が失われていきます。その結果、シワやたるみができるわけです

コラーゲン劣化の原因には、加齢、冷え、血行不良、活性酸素などがありますが、最大の原因、主な原因は糖化であることがわかっています。肌の「くすみ」の原因も糖化です。「くすみ」は肌にあらわれたメイラード現象です

タンパク質の糖化は、血液中の糖分量と密接です。血液中の糖分が多いほど、血糖値が高い時間が長いほど、体内のタンパク質と結合しやすくなります

糖尿病の指標にHbA1cがあります。血液検査の表にもありますね。これは、ヘモグロビンというタンパク質にブドウ糖が結合している割合を示すものです

糖尿病の人はHbA1cが8％とか9％ほどあり、高血糖の状態を示しています。健康な人のHbA1c値は5％ほどです。糖尿病の人は高血糖状態が長く続くので、AGEを大量に産生することになります。ということは、若い人でも糖尿病になるとAGEを大量に産生するので、必ずしも加齢によりAGEが増えるわけではないということがいえます

## Dr. 周東の糖化蛋白代謝理論４
## 糖化が進むと骨粗しょう症のリスクが急上昇

加齢にともない骨折しやすくなることにも、コラーゲンの劣化が関係しています。骨の70％はカルシウムとリンですが、20％がコラーゲンで、10％が水分ですですから、実際には「加齢にともない骨折しやすくなる」のではなく、コラーゲンが劣化することにより、骨はしなやかさを失い、骨折しやすくなるということです。そうではあるのですが、実際には加齢にともないＡＧＥが増え、コラーゲンが劣化することが多いので、「加齢にともない骨折しやすくなる」わけです

それに、加齢にともない骨の新陳代謝も悪くなりがちなので、骨粗しょう症にもなりやすくなります。骨粗しょう症も骨折しやすいことにつながります

変形性膝関節症や股関節症は、関節部のコラーゲンの劣化、減少が大きな原因の一つです

抜け毛、薄毛、白髪も、毛根部のコラーゲンの劣化、減少が大きな原因の一つです

血管の弾力性が落ちることにもコラーゲンの劣化、減少が深く関わっています。ですから動脈硬化にもコラーゲンの劣化、減少が深く関わっているわけです。

動脈硬化はメタボリックシンドロームの下流以降に位置し、脳血管障害、虚血性心疾患など、メタボリックシンドロームの終点部分の全疾患の大きな原因の一つになっているといえます

糖化蛋白質は、そのほかにも、がん、白内障、アルツハイマー型認知症、神経変性疾患などの主な原因にもなっています

## Dr．周東の糖化蛋白代謝理論5
## 糖化蛋白は水と酸素と水素により代謝される

先に「ＡＧＥは終末産物といわれるだけあって、不可逆反応です。一度ＡＧＥになるともう元には戻りません。ＡＧＥのまま体内に蓄積されていきます」と述べました。基本的にはそうなのですが、十分な水と酸素と水素が生体内にあれば、代謝する

ことがわかってきました

図のなかのｃＡＭＰは、ＡＴＰから合成されるセカンドメッセンジャーのｃ（サイクリック）ＡＭＰです。サイクリックＡＭＰは、加水分解されて細胞内でプロテインキナーゼＡ（ｃＡＭＰ依存性のタンパクキナーゼ）を活性化し、カスケード的（段階的に連なって）に細胞内応答を引き起こします

その応答は細胞によりさまざまであり、平滑筋では弛緩となります。肝臓ではグリコーゲン分解が促進されます。肥満細胞においてはヒスタミン遊離が抑制され、血小板凝集も抑制されます。膵臓からのインスリン分泌促進などの作用もあります

それらがミトコンドリア内の加水分解反応とつながることにより糖化蛋白は代謝されることになると考えられます

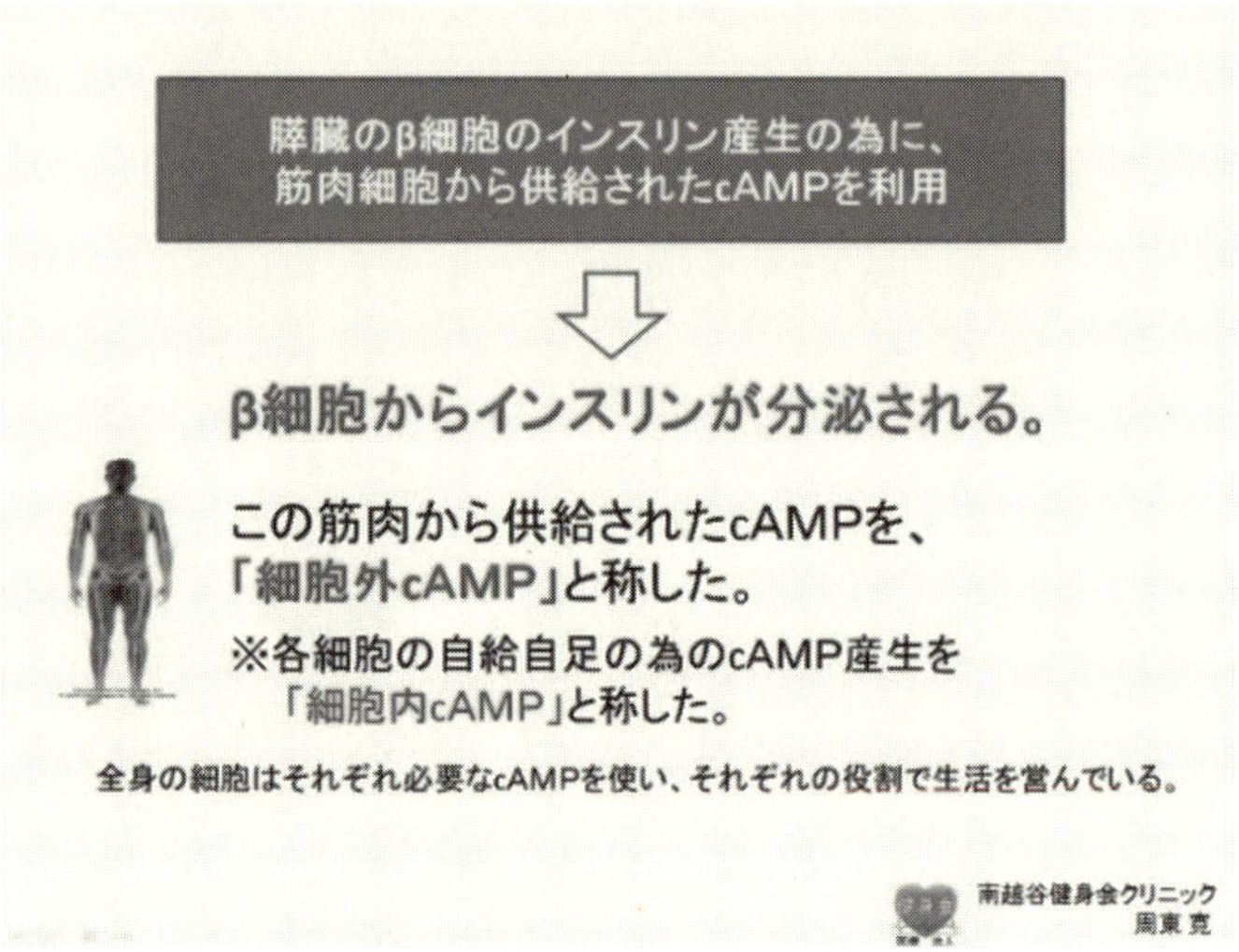


筋細胞における糖化蛋白の代謝

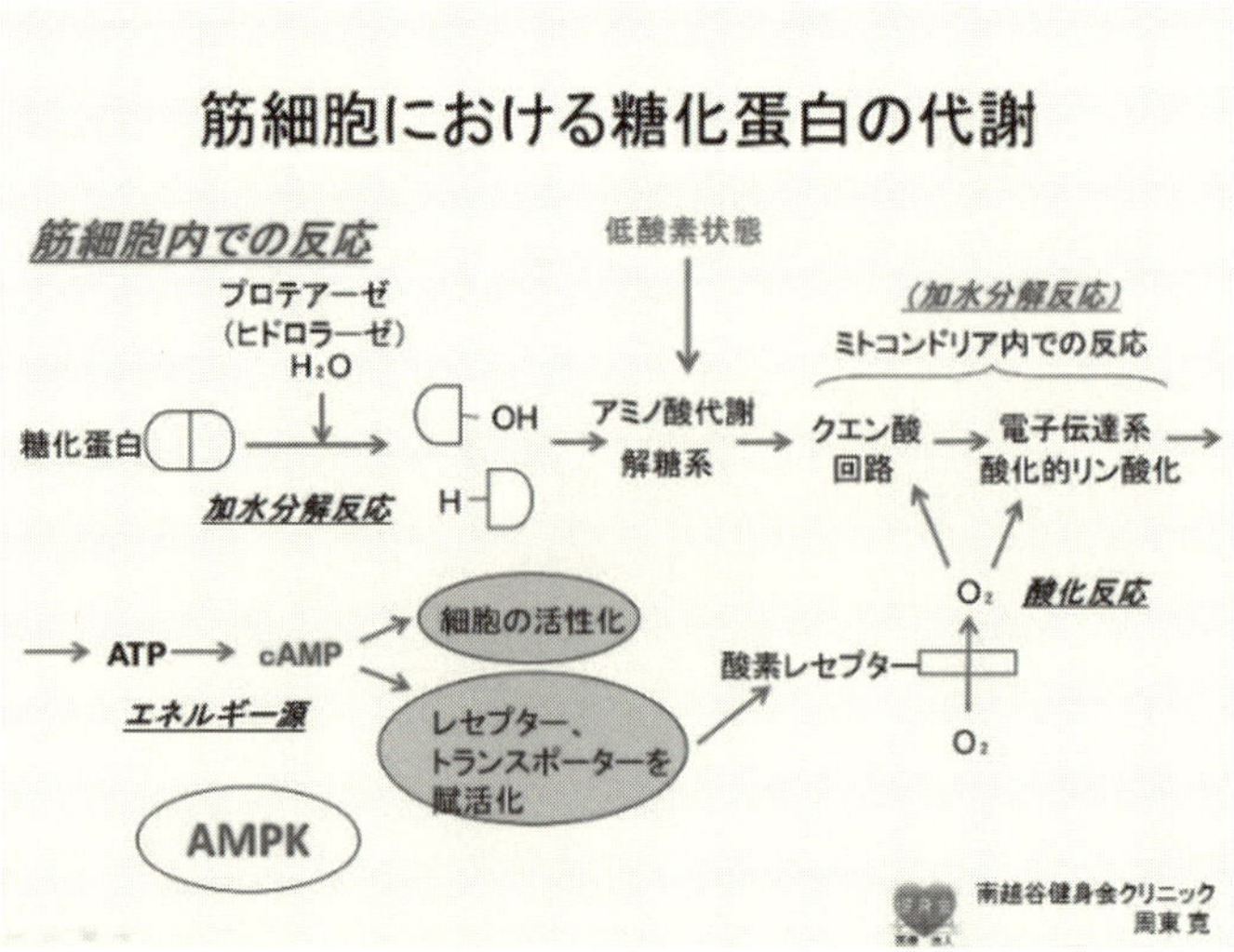

# 4 すべての病気は「口の中」とつながっている

**化学物質、農薬、細菌は、食べるものとともに口から入る**

**病は口から入る、災いは口から出る**

**お酒が分解されたアセトアルデヒドが、消化器系のがんにつながっている**

口の中を清潔に保つ……………歯磨き、うがい

口の中を乾燥させない…………唾液の分泌、水分補給、うがい

鼻呼吸を意識する………………口の中の乾燥や雑菌を防ぐ

口のまわりの筋力づくりをする…口の機能を保つ

寝起きの唾は飲まないで、うがいをして捨てる

朝は300mlの水を飲む

# 5臓器と臓器はネットワークを組み助け合っている

**沈黙の臓器は、肝臓、膵臓だけではない**

胆嚢、腎、大腸も、沈黙の臓器である

乳房、卵巣、子宮も、沈黙の臓器である

膀胱、前立腺も沈黙の臓器である

粘膜のところには神経はなく、ある程度の深さになるまで痛みはない

## 漬物現象～ミイラ物質に～
## 酒、塩⇓脱水作用、代謝が低下する

お酒と塩に共通するものは、脱水と利尿
細胞は加水分解が重要な役割をしている
代謝が低下するばかりではなく、膿疱《のうほう》になる（＝死ぬ）こともある
糖、脂⇓外界との交流遮断作用、代謝が停滞する

## 臓器と臓器はネットワークを組んでいる

各臓器は連携しあってお互いに助け合っている
各臓器がホルモンを出し、サイトカイン、エッセンス、メッセージなどを通じて連携

し、助け合っている

# 6 筋肉、脂肪、コラーゲン

**筋肉を鍛えるとサイトカインの伝達により、すべての体細胞が元気になる**

**筋肉を鍛える人には、認知症はいない**

肝は正常化する、腎臓がよくなる

心臓がよくなる、骨が健康になる

**コラーゲンの変性は、皮膚・筋骨・内臓の老化として現れる**

コラーゲンはアミノ酸3000個からなりビタミンCでつながっている

**脂肪層には主に2種類の細胞がある**
善玉脂肪細胞（小型褐色脂肪細胞）アディポネクチン
善玉と悪玉の二面性 脂肪細胞（大型白色脂肪細胞）レプチン

# 7 骨粗しょう症が改善されると、骨ホルモンの分泌も改善されます

**骨もホルモンを分泌している**

新しい医学です。骨が「骨ホルモン」を出していることが分かってきました
骨が「骨ホルモン」を出しているということは、骨粗しょう症になってしまったら、「骨ホルモン」は減ってしまうということです

毎日、コツコツ体を叩き、骨を叩いてください。骨をコツコツ叩くことが、骨粗

しょう症の予防と改善になります

骨粗しょう症が改善されると、骨が増えて元気になるので、元気であったときのように「骨ホルモン」が出てきます

「骨まで愛して」骨を治してください

そう私はわかりやすく講演しています

## 臓器石灰化を見たら骨粗しょう症と思え！

結石や動脈硬化などの「臓器石灰化」を見たら骨粗しょう症を疑う

骨粗しょう症の検査をして異常であれば、動脈硬化を疑う

積極的な治療で骨塩量（骨の密度）が改善していくとともに動脈硬化も改善していく

例が多々認められている

## Dr．周東が十数年前より報告を重ねていた

骨粗しょう症を治療すると動脈硬化が治っていく

そのことがいま〝注目〟されている！

## 骨塩定量とは、骨の密度を調べる検査

一箇所の骨塩量測定だけでは、全身の骨の状態を把握することはできない
どんなに元気であっても、30歳を越えると老化が始まります

## 脱カルシウムから動脈硬化になる理由

①炎症した組織にカルシウムが付く（補正）
脱カルシウムが進む（骨粗しょう症）
②骨自体が脱カルシウムして↓血中へ↓血管に付着
③代謝低下・酸素減少・活性酸素の増多
↓脱カルシウムに関係する重要な因子
炎症組織のコラーゲン劣化を修復するのにカルシウムが利用される
この現象が血管に多くなれば動脈硬化となる

※

骨内のカルシウムが血管に溶けだし、蓄積し、石灰化が起こる
異所性石灰化という
※
骨の中の血管を正常化させ、血流量を増やすことで骨粗しょう症が改善
骨内血流の増加は、骨への酸素や栄養（カルシウムなど）の増加
※
積極的に骨粗しょう症を治療する
血管付着のカルシウムを骨（ボーン）にかえす
そのことで動脈硬化症も改善

**良い刺激を与えることで良い関節液が産生することを「注水」という**

椎間板に注水をするには「あおむけ」と「はらばい」で運動する

## 関節を良くするために、コツコツと骨をたたく

骨へのメカニカルストレス、適度な刺激は骨形成に作用

### 骨関連ホルモン1
### オステオカルシン

骨から分泌されるホルモンであるオステオカルシンは、血液を通して全身に運ばれ、多くの臓器を元気にしています

オステオカルシンは血糖値を下げる働きがあるため、糖尿病、メタボ、動脈硬化、認知症を防いでくれます

オステオカルシンには、コラーゲンの生成をサポートする働きもあるため、美肌づくりにも役立ちます

オステオカルシンが不足すると、しわやたるみが増えます

オステオカルシンは筋肉を増やす働きがあります

オステオカルシンが不足すると、筋肉が衰え、運動能力が低下します

骨には、新たな骨を生成する「骨芽細胞」と古い骨を壊す「破骨細胞」があります

両者がバランスよく働くことで、骨は新陳代謝を繰り返し、丈夫な骨を形成します

強い骨づくりを、私は「骨活」と呼んでいます

「骨を心配するのは60歳になってから」というのが一般的ですが、「骨活」はもっと早い方がいいでしょう。50歳代になるころには始めていただきたいのですが、早いぶんには40歳代でもいいのではないでしょうか

オステオカルシンは、下肢の骨からたくさん分泌されるので、普段から大股で歩く

などして、骨に刺激を与え、カルシウム、ビタミンD、ビタミンKを豊富に含む食材を積極的に摂取しましょう

さらにオステオカルシンは脳にも行き、認知症になっている人の認知症を改善していることもわかってきました

認知症になっていない人は、オステオカルシンが脳に行くことにより、よりいっそう認知症になりにくくなります

またオステオカルシンは、膵臓と小腸にも直接働きかけて、インクレチンの分泌量を増やしています。そのため糖尿病を改善させる効果があるということもいわれています。ランゲルハンスを増殖させているということが大きいでしょう

筋繊維を増やし蛋白質合成能力を向上させ、筋肉を増やす効果もあります

男性ホルモンのテストステロンを増加させ、精子を増やす効果もあるようです

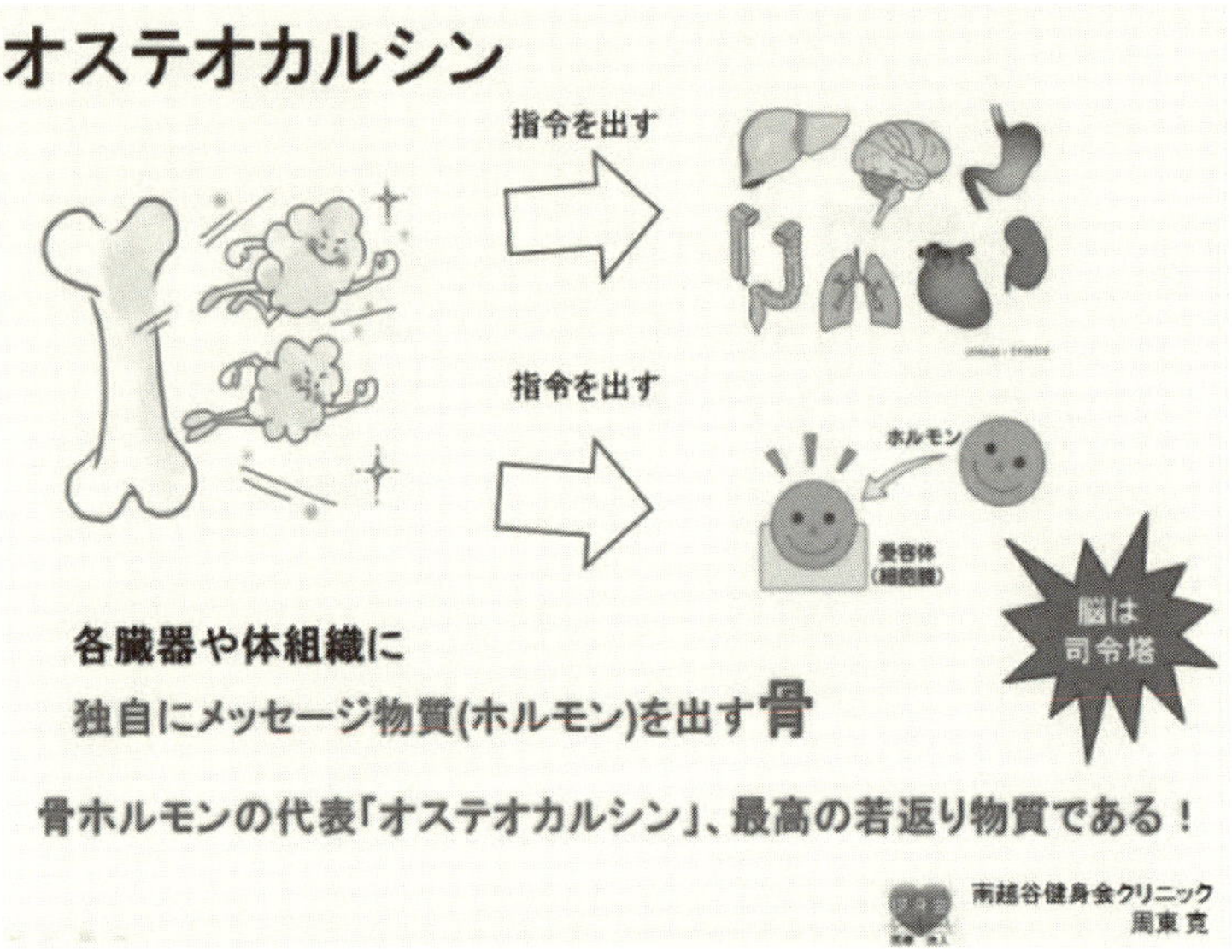
オステオカルシン
指令を出す
指令を出す
ホルモン
受容体
脳は
司令塔
各臓器や体組織に
独自にメッセージ物質(ホルモン)を出す骨
骨ホルモンの代表「オステオカルシン」、最高の若返り物質である！
南越谷健身会クリニック
周東 寛

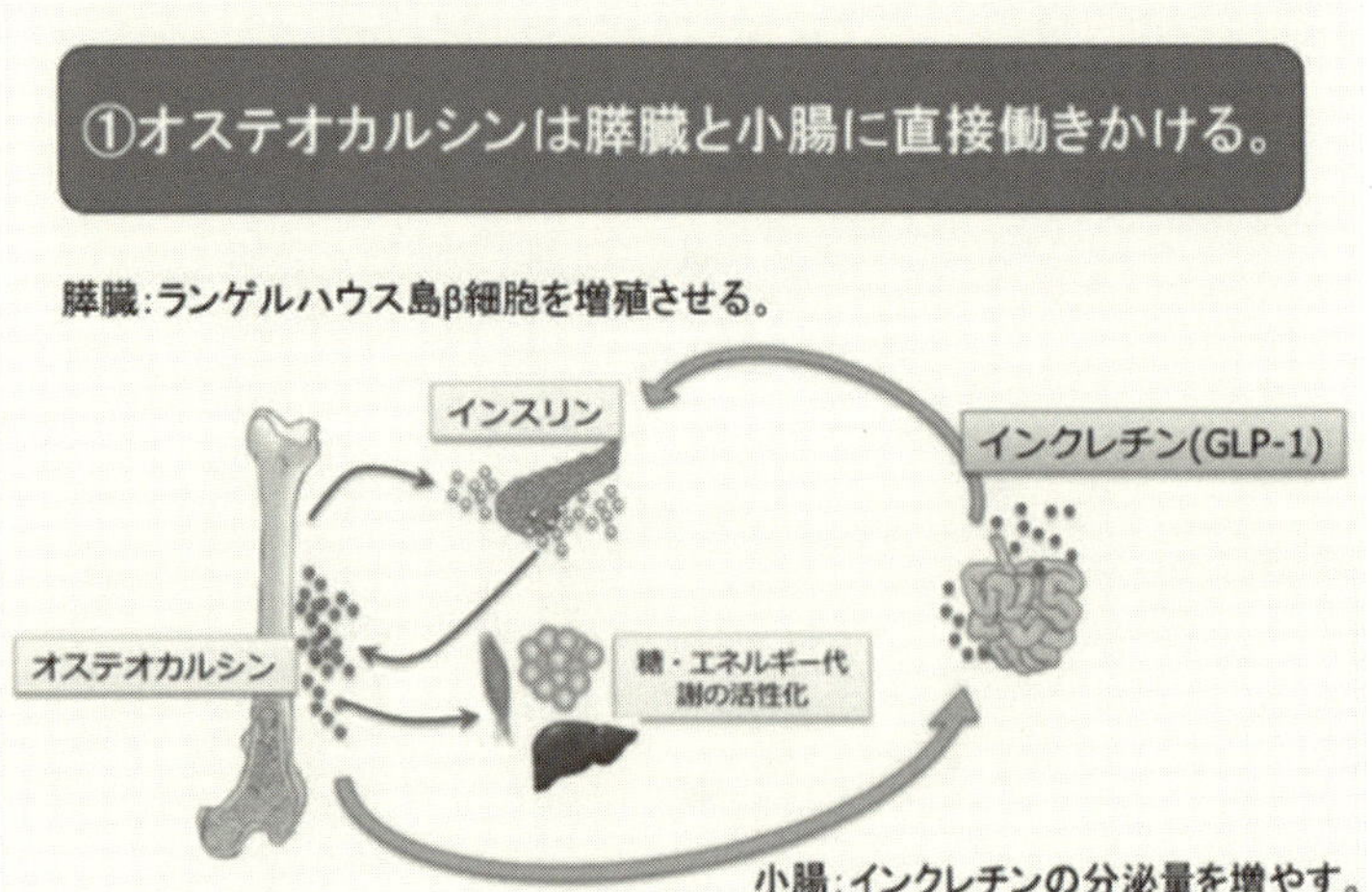
①オステオカルシンは膵臓と小腸に直接働きかける。
膵臓:ランゲルハウス島β細胞を増殖させる。
インスリン
インクレチン(GLP-1)
オステオカルシン
糖・エネルギー代
謝の活性化
小腸:インクレチンの分泌量を増やす。
南越谷健身会クリニック
周東 寛

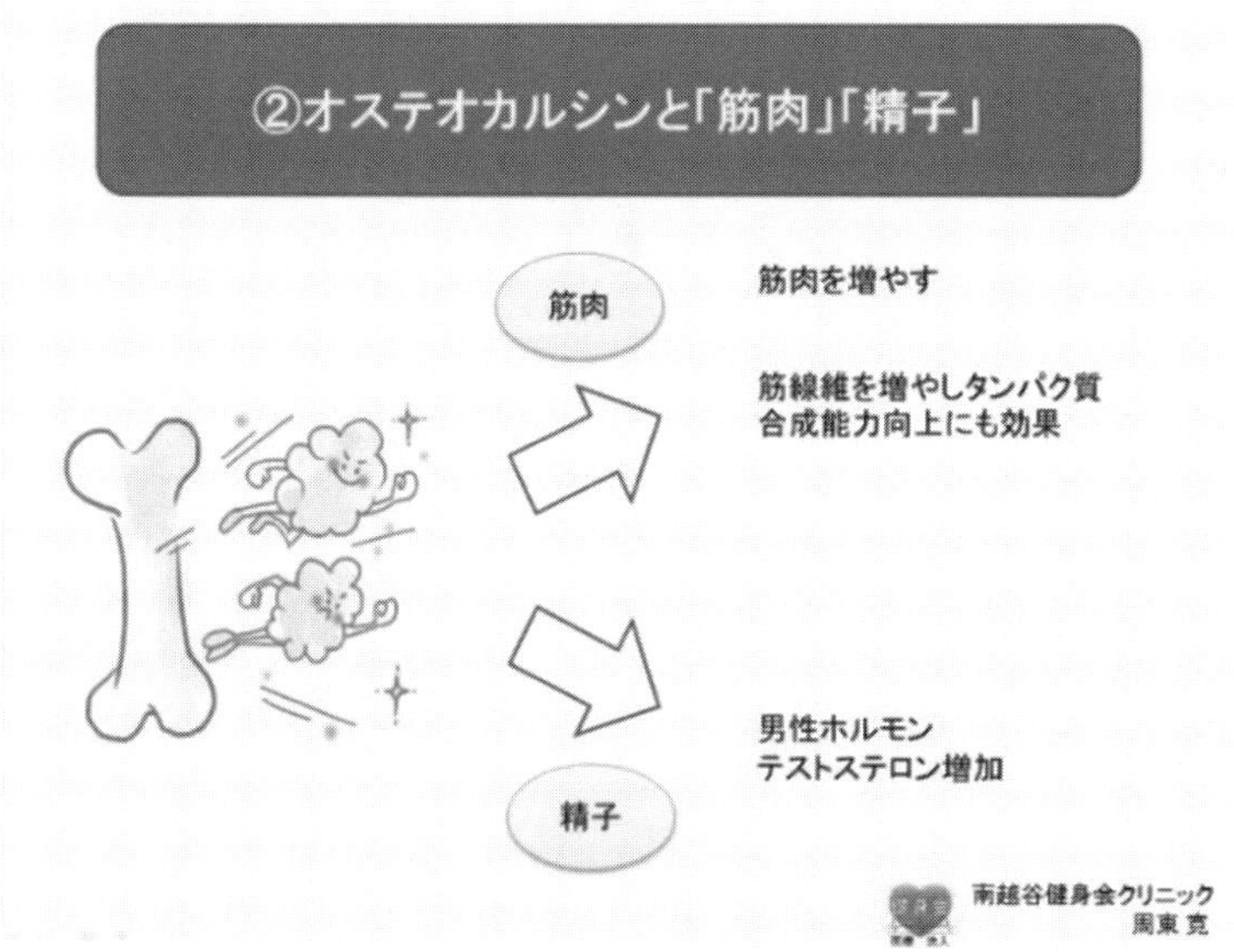
②オステオカルシンと「筋肉」「精子」
筋肉
筋肉を増やす
筋線維を増やしタンパク質
合成能力向上にも効果
男性ホルモン
テストステロン増加
精子
南越谷健身会クリニック
周東 寛

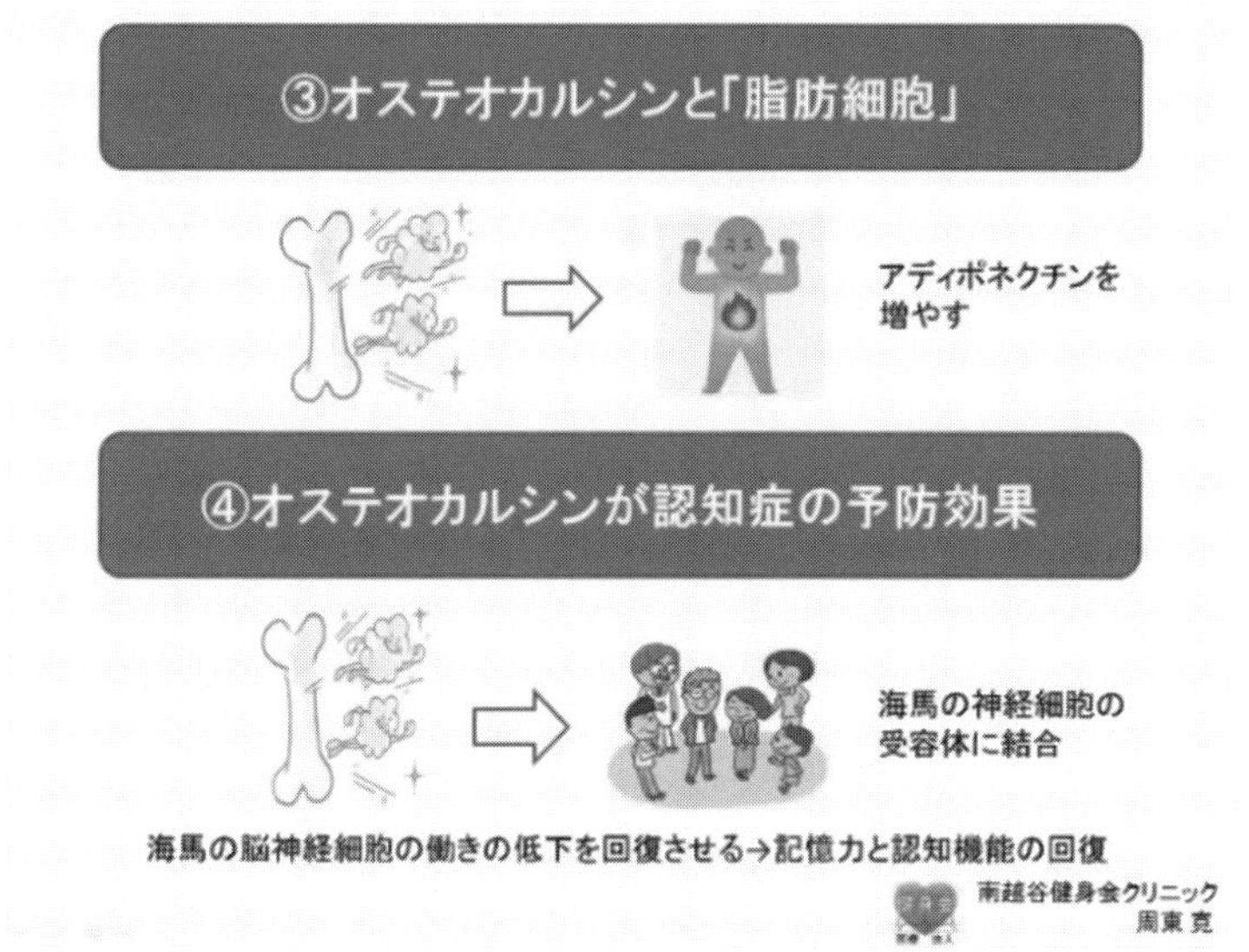
③オステオカルシンと「脂肪細胞」
アディポネクチンを
増やす
④オステオカルシンが認知症の予防効果
海馬の神経細胞の
受容体に結合
海馬の脳神経細胞の働きの低下を回復させる→記憶力と認知機能の回復
南越谷健身会クリニック
周東 寛

## Dr.周東の「オステオカルシンは、健康メッセージ物質でもある」

アメリカのジェラール・カーセンティ博士は、「骨芽細胞」が出すメッセージ物質としてのオステオカルシンに注目しています

オステオカルシンには、「記憶力」「筋力」「生殖力」を若く保つ働きがあります

オステオカルシンは、骨の中から血管を通じて全身に「記憶力」「筋力」「生殖力」を元気で若々しくしようと、呼びかけています

ですから、オステオカルシンは「若返りホルモン」のひとつでもあります

それに、オステオカルシンは善玉のメッセージ物質でもあります。オステオカルシンが届いたところは、すべて活性化します。弱っていた細胞がオステオカルシンにより水を得た魚のようになります

## 骨関連ホルモン2
## オステオポンチン

オステオポンチンは、カルシウムとコラーゲンを結合して骨を形成する80年代に発見された物質です

そのオステオポンチンが「免疫力をアップせよ！」というメッセージを携えていることがわかってきました。

骨髄には免疫細胞のもとになる細胞（造血幹細胞）があり、そこにオステオポンチンが働きかけることにより、造血

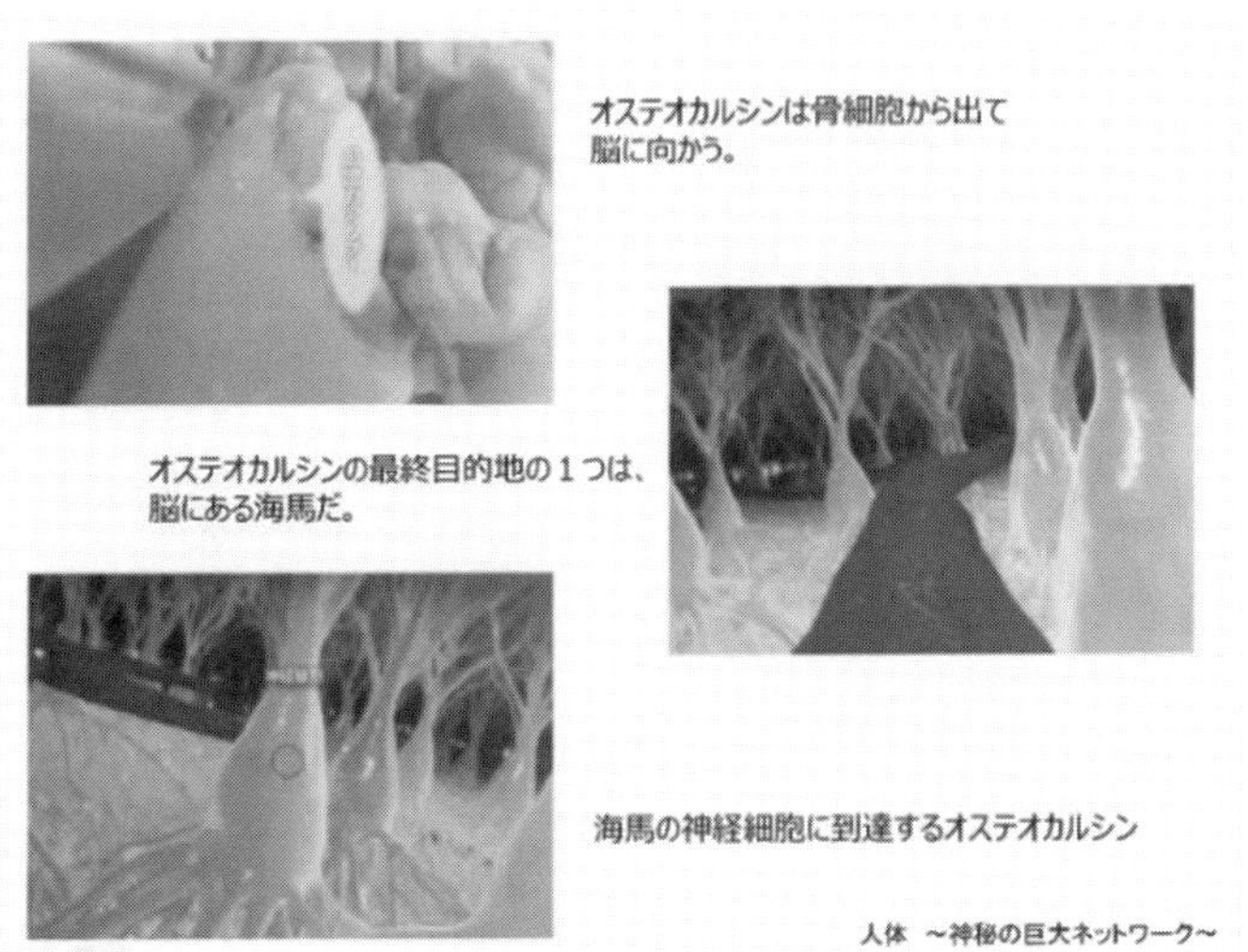
オステオカルシンは骨細胞から出て
脳に向かう。
オステオカルシンの最終目的地の１つは、
脳にある海馬だ。
海馬の神経細胞に到達するオステオカルシン
人体　～神秘の巨大ネットワーク～

オステオポンチンによる免疫力アップ

幹細胞が免疫細胞になるわけです

## Dr.周東の「増えすぎると炎症が慢性化し、老化につながる」

ヒトの体内にあるTリンパ球が加齢に伴って異常化すると、大量のオステオポンチンをつくって血中に流すことになります

そうすると、体のさまざまなところで炎症が起こり、それが慢性化し、老化を進めるわけです

オステオポンチンは、加齢によって一律に増えるのではなく、内臓脂肪型の肥満によって増加するということもわかっています

加齢によって内臓脂肪が増える傾向にあるので、加齢によってオステオポンチンが増えたとしているようですが、若い人であっても、内臓脂肪の多い人はオステオポンチンの分泌量も多いと考えられます。この場合は、過分泌により体の石灰化が起こり、老化現象が進みます

## Ｄｒ．周東の「骨芽細胞のメッセージ物質減少でも老化」

ドイツのハームット・ガイガー博士は、オステオポンチンが減少すると、骨髄内で生まれる免疫細胞の量が低下し、免疫力が下がり、肺炎やガンなどを引き起こすリスクが高まることをつきとめました

そのオステオポンチンですが、逆に少しずつ増えれば免疫力が高まります。このことのポイントは「少しずつ増える」というところにあります

オステオポンチンが急激に過度に増加すると、骨が強くなりすぎて、血管や内臓への石灰沈着が盛んになります。それが、硬化現象となり、老化現象にもなります

このことはまだ定説にはなっていませんが、研究を進めることにより明らかになっていくに違いありません

われわれの臨床の現場でも、強く化骨（石灰が沈着し骨組織が精製すること）し弾力性のない硬骨になってしまったものが、過度に改善してしまった骨の所見となります

骨粗しょう症の治療においても、骨形成を強く治療してしまうと、骨過形成となり、弾力性の乏しい硬骨になってしまいます。硬骨は、強い力に耐えることができず、ポキッと折れてしまいます

## Dr.周東の「メタボの人の体内で免疫細胞が暴走」

脂肪と筋肉からも全身に向けて「メッセージ物質」を放出しています。

脂肪細胞は、脂肪を蓄えている「エネルギー貯蔵庫」ですが、全身に向けてメッセージを伝えていることが分かってきました。

筋肉の細胞も、さまざまな「メッセージ物質」を放出していることが分かってきました。痩せた褐色脂肪細胞からは「アディポネクチン」、肥満した白色脂肪細胞からは「レプチン」というホルモンが分泌されます
「アディポネクチン」は多いほどよく、おもに肝臓筋肉内でよい働きをしてくれます。

「レプチン」のほうは、食欲を制抑（＝抑制）する作用があるのですが、増えすぎ

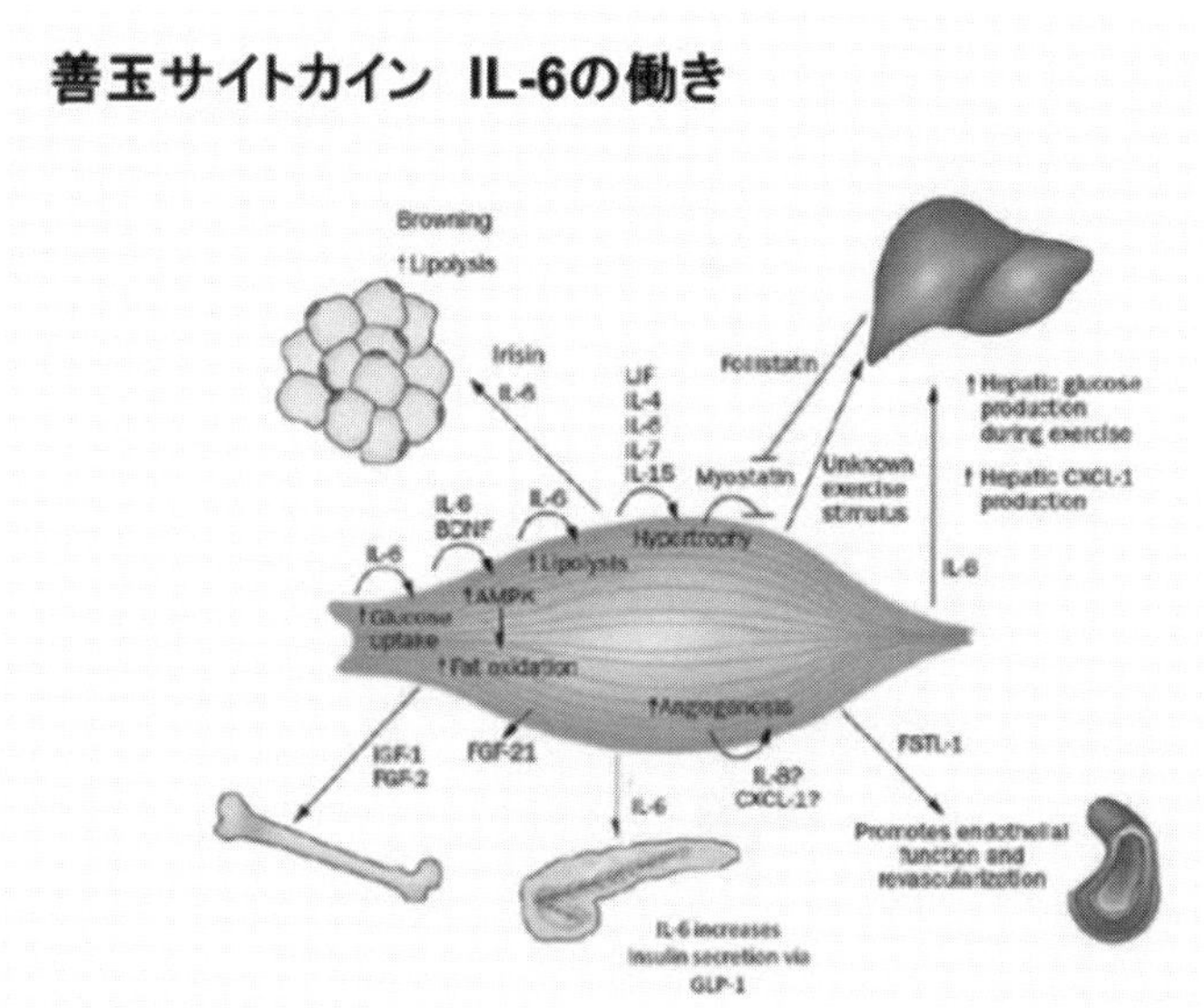


インクレチンによるインスリン分泌のメカニズム
監修：京都大学大学院医学研究科　糖尿病・栄養内科学　稲垣暢也

ると炎症をもたらす働きになります

筋肉の細胞も、さまざまな「メッセージ物質」を放出していることがわかってきました

少し痛めるくらいの運動をすると、筋肉の痛みを巡査（めぐりしらべる）するようにマクロファージ細胞が遊走してきます。そして、サイトカインという伝達物質を出します。おもにIL-6（炎症性サイトカイン）です。これが各臓器を刺激してホルモンを出させます

メタボというと、お腹でっぷり

の肥満と思われています。それはそうなのですが、それだけではありません。メタボの人の体内では、体を守るはずの免疫細胞が「暴走」していて、手に負えなくなっているのです

## Dr. 周東の「臓器間でもネットワークされている」

細胞と細胞もネットワークされているようです。脳や神経を介さずに、です

肝臓と膵臓、それに腎臓など、臓器間でも、ネットワークされているようです。臓器間のネットワークも、脳や神経を介していないようです

このことは、患者さんのさまざまな病気を診て、治療しているときに実感していたことでした

それが細胞医学の観点からの医療であり、患者さんに細胞レベルという根底から健康になっていただくための医療なのです

# ８人は生まれてからずうっとホルモンの影響を受け続けている

## Dr．周東の「幸せホルモン」は６つ

幸せホルモンが増加する生活法は、おもに次の３つです

１楽観的になること
２施善による喜びを感じること
３多くの趣味を持つこと

## 幸せホルモン1
# 緊張と興奮のアドレナリン

スポーツなどで体を追い込んだときにもアドレナリンは分泌されます
血糖値が上昇し、脂肪燃焼を促進します

分泌されすぎると過剰に攻撃的になります
血圧も上昇しがちです
アドレナリンが分泌され続けると、副交感神経が優位になりません
睡眠の質が低下し、ひどいときには不眠症になることもあります
交感神経が優位な状態が続くと、免疫力が低下してしまいます
病気になりやすくなります

## 幸せホルモン2
## 心のバランスを整えるセロトニン

心のバランスを整える作用のあるホルモンです
脳の刺激で増えるセロトニンを、「脳セロトニン」と呼んでいます
セロトニンがきちんと分泌されているとイライラすることはありません
暴力的になることも、モヤモヤしてうつ状態になることもありません

**運動に抗うつ作用があるのは、筋肉運動をすると抗うつ作用のある「筋肉セロトニン」が増えるためです**

セロトニンはメラトニンを分泌するための原料としても使われます
メラトニンはよい睡眠をもたらします

### 幸せホルモン3

## ノルアドレナリン（これはＤｒ．周東オリジナルです）

ノルアドレナリンは、ストレスに反応して副腎髄質や交感神経末梢から分泌されるホルモンです。交感神経を刺激して、集中力、判断力、身体能力の向上などの作用があります。しかし、「不安」「恐怖」「緊張」「怒り」などのネガティブな感情とも深く関わっているので、幸せホルモンのなかに入れる人は少ないようです

ノルアドレナリンは、アドレナリンの原料です。前駆体といいます。ノルアドレナリンが分泌されないとアドレナリンは分泌されません

ノルアドレナリンが不足すると、やる気が出ない、集中できないという状況に陥ってしまいます。これは、うつ病の症状と似ていますね

ノルアドレナリンが不足すると、キレやすく攻撃的になることもあります。これ

は、ストレスに対抗できなくなるためです

ノルアドレナリンが過剰に分泌されてもキレやすくなります。神経が高ぶり、落ち着きがなくなったりもします。ノルアドレナリンは適度に分泌されている状態がベストであり、多くても少なくてもよくないわけです

昔のローマの兵士は、平和な日々にあっても戦闘トレーニングをしてノンアドレナリンを増やし、アドレナリンレセプターも維持し、いつでも簡単に興奮して戦えるようにしていたそうです。近年テレビゲームが普及し、子供たちが長時間戦闘ゲームをし続けることにより、昔のローマ兵と同じ状態になったものの、本当の戦闘をする機会はありません。そのためキレやすい、喧嘩早い、容赦がないなど、殺し屋になりかねません

## 幸せホルモン4
## ドーパミンの働き

何かに夢中になっているとき、頑張れ、素晴らしいなどのプラスの言葉を浴びると

き、ドーパミンが分泌されます
ドーパミンが分泌されると、さらにやる気が起こります。それは、ほとんどのケースで成功につながるので、ドーパミンはとてもわかりやすい幸せホルモンです

運動をすることでもドーパミンを分泌させることできます。ドーパミンが過剰に分泌されると、欲求したのに得られない（＝快感が得られない）ということで、ギャンブル依存症、アルコール依存症、ニコチン依存症になりやすくなります。過食症や統合失調症にもなりやすくなります
なにかを達成した後に分泌されるので、小さな目標をいくつも設定し、次々と達成していくと、そのたびごとにドーパミンが分泌されます
ドーパミンもセロトニンと同じようにウォーキングでも増えますので、気楽に歩くことが大切です

## 幸せホルモン５
## オキシトシン（これもＤｒ．周東オリジナルです）

オキシトシンは、相手を思いやったり、親切な行動をしたりすると分泌されます

一緒に食事をしたり、スポーツをしたり、スキンシップをしたり、親密なコミュニケーションをとったときにも分泌されます

「飼い主と犬が触れ合うことでもオキシトシンが分泌される」という筑波大学の研究チームによる論文が、アメリカ『サイエンス』誌に掲載され、世界で話題になりました

人と人とのコミュニケーションのみならず、人と犬とのコミュニケーション、スキンシップでもオキシトシンが分泌されるようです

肉体面に関しては、心臓の機能を向上させるという効果があるようです

感染症予防につながるようです

## 幸せホルモン6
## エンドルフィン（これもＤｒ．周東オリジナルです）

ジョギングなどで苦しい状態が一定時間以上続いたのち、とても気分がよくなり、まったく疲れを感じなくなり、さらに快感や陶酔感を覚えることがあります

これは、スポーツ医学でいう「ランニング・ハイ」の状態になったということですが、このとき脳の中に分泌されているおもな幸せホルモンが、β‐エンドルフィンです

エンドルフィンは、性行為の際やおいしいものを食べたときなどにも分泌されることが分かっています

これまでに見たきれいな景色、感動した音楽や映画を思い浮かべたり、楽しかったときのことを思い出したりしても、β‐エンドルフィンは分泌されます

心地よいストレッチ、心地よい速度と距離のウォーキングにも、β‐エンドルフィンを分泌させる働きがあるようです

## 健康長寿ホルモン　アディポネクチン

体を動かすなどのことでエネルギーが必要になると、脂肪分解酵素のリパーゼが活性化されて体内の脂肪をエネルギーに変えて消費します

筋肉にもＡＭＰキナーゼという酵素があり、エネルギーが必要になると活性化されて、糖や脂肪をエネルギーにします

アディポネクチンには酵素ＡＭＰキナーゼを活性化させるはたらきがあり、糖や脂肪をエネルギーに変えます

そのため、適度にアディポネクチンがあると、太りにくくなります

このことは、アディポネクチンが肝臓や筋肉内で親和しやすく、インスリンが加工され

て使いやすいインスリンになり、インスリン抵抗性も改善されるからだと思います

アディポネクチンは脂肪細胞から分泌されるのですが、太った状態すなわち脂肪が多いと分泌は減ります

アディポネクチンを産出する細胞は、両肩や背筋の両脇に集まっています

そのため、両肩を運動させたり、背筋の両脇を動かしたり、温めたりするとアディポネクチンは増えます

脂肪は細胞の中にあるミトコンドリア内で燃えることによりエネルギーに変わるのですが、脂肪が単独でミトコンドリア内に入ることはできません。脂肪（脂肪酸）はL‐カルニチンと結合することによって、はじめてミトコンドリア内に入ることができます

体内でエネルギー源として最初に使われるのは主として糖質ですが、L‐カルニチンを摂取すると脂肪も使うことになり、体内の糖質が多く残り、疲れにくく、持久力

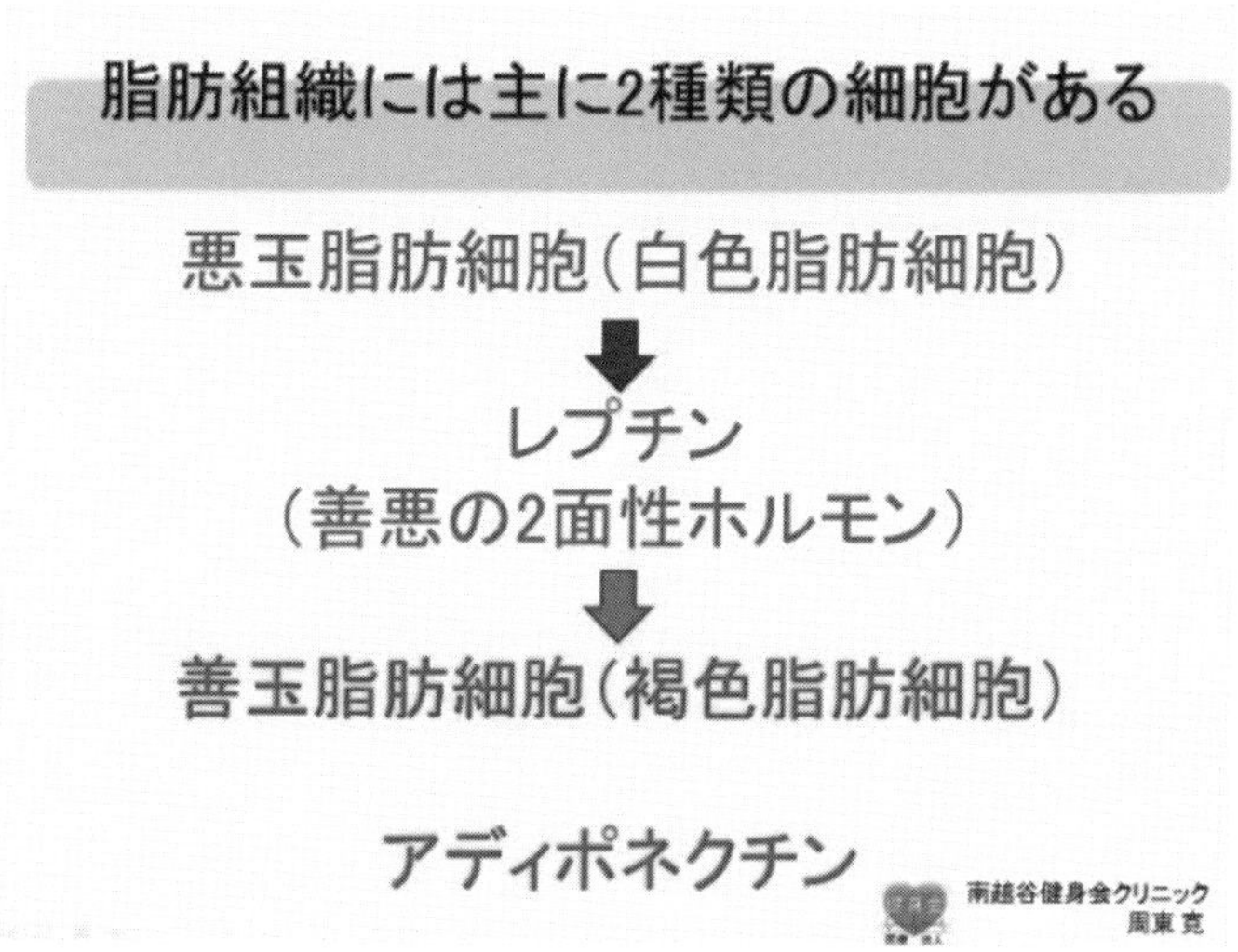
脂肪組織には主に2種類の細胞がある
悪玉脂肪細胞（白色脂肪細胞）
レプチン
（善悪の2面性ホルモン）
善玉脂肪細胞（褐色脂肪細胞）
アディポネクチン
南越谷健身会クリニック
周東寛

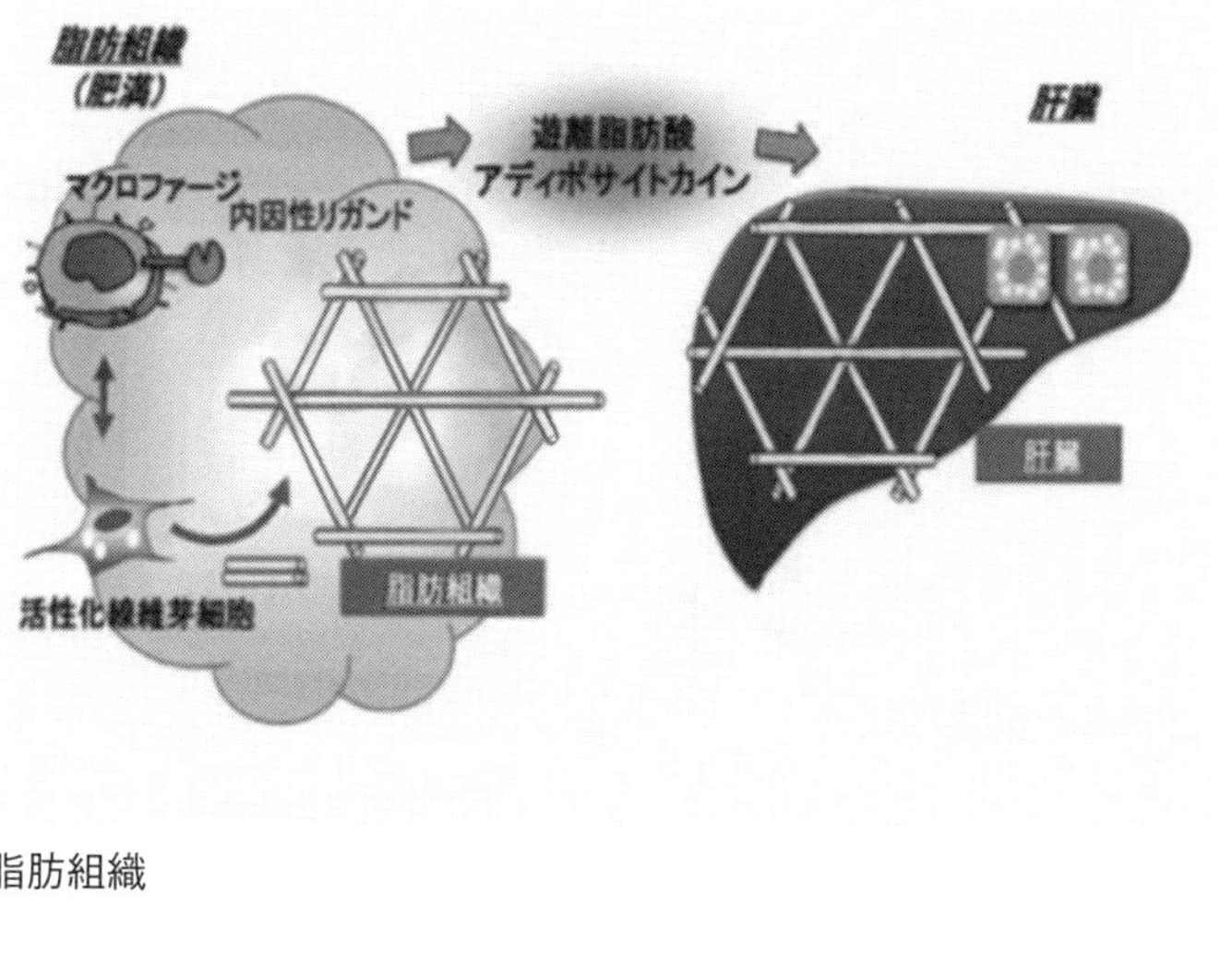
脂肪組織
（肥満）
遊離脂肪酸
アディポサイトカイン
肝臓
マクロファージ
内因性リガンド
活性化線維芽細胞
脂肪組織
肝臓

脂肪組織

が増すことになります

脂肪組織には、悪玉脂肪細胞の白色脂肪細胞と善玉脂肪細胞である褐色脂肪細胞があります。

白色脂肪細胞は悪玉脂肪細胞と呼ばれていますが、いい面と悪い面の両方があります。その2面性をになっているのは、白色脂肪細胞が産生するレプチンです

## 筋肉関連若返りホルモン1
## 成長ホルモン

成長ホルモンは、体の成長をつかさどるホルモンです。英語ではHuman Growth Hormone といいます

サプリメントでよく見かけるＨＧＨは、Human Growth Hormone のことです

幼少期から成長期にかけて身長が伸びるのは、成長ホルモンがIGF-1という成長因子の分泌を促進させるためです。IGF-1の分泌によって骨細胞の分裂や増加が活発になり、骨格が成長し身長が伸びていくわけです

しかし、そのことによりホルモンバランスが崩れやすくなり、それがニキビの原因になることもあります

成長ホルモンは老化と糖尿病などの病気に深く関わっています

成長ホルモンが不足すると内臓脂肪が増え、インスリンのはたらきが抑制され、食事をしたときに上昇した血糖値が下がりにくくなります

成長ホルモンが不足すると、心臓の機能が低下し、血液の流れが悪くなり、血管が硬くなり（動脈硬化）、血管の内部に血の塊（血栓。血液のゴミ）ができやすくなります

成長ホルモンは、寝ている間の分泌量が最も多いので、質のよい睡眠をとると、成長ホルモンの分泌がよくなります

空腹のとき、低血糖状態のときにも、成長ホルモンの分泌が始まります

ランニングなどの有酸素運動を行なうと、成長ホルモンが分泌されます。体内のグリコーゲンを乳酸に分解することによってエネルギーを取り出す無酸素運動にも、成長ホルモンの分泌を促進するはたらきがあります

成長ホルモンにかかわる栄養素は、たんぱく質とアルギニンです

ダイエットをしていると、たんぱく質が不足しがちになるので注意しましょう

## 筋肉関連若返りホルモン2
## 副腎ホルモン

副腎皮質ホルモンは、コレステロールから合成されるステロイドホルモンで、電解質や糖質の代謝に関与しています

血圧低下の原因としての血流量の減少をキャッチするのは腎臓であり、腎臓はすぐさま傍糸球体細胞からレニンというホルモンを分泌します

レニンは、血液中でアンジオテンシンⅠに変換され、さらにアンジオテンシンⅡに変換されます

アンジオテンシンⅡには強力な血管収縮作用があるので血圧を上昇させ、副腎皮質からの電解質コルチコイド（アルドステロン）の分泌を促進させます

アルドステロンにはナトリウムの再吸収を促す作用があり、腎臓の尿細管はナトリウムとともに水分も再吸収し、循環血液量が増加し、血圧を上昇させます

アンジオテンシンⅡによる血管収縮と、アルドステロンの作用による血液量の増加のダブルで、血圧は上昇するのです

## Dr．周東の一口メモ

ステロイドホルモンには筋肉量を増やし、筋力をアップさせる作用があります。しかし、「ドーピング」になり、メダル剥奪にもなりますので、プロの選手はとくにご注意ください。

ステロイドホルモンは、筋肉トレーニングによって自然に分泌され、筋肉を太くし、内臓の活性化を高めてくれます。筋肉トレーニングによって分泌されたステロイドホルモン、自前のステロイドホルモンは、もちろんドーピングにはなりません。

## 筋肉関連若返りホルモン3
## 甲状腺ホルモン

甲状腺ホルモン受容体は、全身のほとんどの細胞にあるので、甲状腺ホルモンの標的器官は全身の細胞です

甲状腺ホルモンが過剰に分泌される疾患（甲状腺機能亢進症）にバセドウ病があります
手足の振るえ、眼球突出、動悸、甲状腺腫脹、多汗、疲労、体重減少、高血糖、高血圧などが、バセドウ病のおもな症状です

甲状腺ホルモンが不足すると甲状腺機能低下症となり、症状が進むと橋本病（慢性甲状腺炎）になります。橋本病になると、全身倦怠感、発汗減少、体重増加、便秘などの症状があります

## 筋肉関連若返りホルモン4
## 性ホルモン

性ホルモンは、男性ホルモンのアンドロゲンと、女性ホルモンのエストロゲン（卵胞ホルモン）とゲスターゲン（黄体ホルモン）に分けられます

アンドロゲンは、雄の副生殖器の発育および機能を促進し、第二次性徴を発現させる作用をもちます

思春期における身長の伸びは、エストロゲンの分泌が促進されることで起きます

エストロゲンには、骨端線を閉鎖させる作用もあるので、女性の思春期における身長の伸びは男性より早いのですが、骨端線の閉鎖も男性より早いため、平均身長は男性より低くなります

## 筋肉関連若返りホルモン5
## インスリン

インスリンは、膵臓のランゲルハンス島（膵島）の$\beta$細胞から分泌されるペプチドホルモンの一種です

インスリンは、グルコーストランスポーターの一種GLUT4に作用して、血中のグルコースを取り込ませ血糖値を下げます

炭水化物を摂取すると、小腸でグルコースに分解され、体内に大量のグルコースが吸収されることになります。グルコースはエネルギー源として重要なのですが、生体内のタンパク質と反応して糖化反応を起こしてしまいます

その糖化反応が、とても有害なのです。老化の原因になり、糖尿病性神経障害や微小血管障害を引き起こします

そのためインスリンが分泌され、血糖値を低下させ、グルコースの吸収を抑制する

わけです

## 9 善玉・活性酸素が悪玉に変る

**発癌、血管障害の主な原因は酸化ストレス**
再吸収糖（悪い糖。悪糖）
酸化糖　⇓これが酸化ストレスの一つの原因であろう
**活性酸素は生体内での酸化反応に大切！**
**これを〝善玉活性酸素〟と名付ける**

尿には悪玉活性酸素が集まっている。活性酸素には、善玉と悪玉がある
活性酸素が善玉としてつくられても、どんどん増えるとくっつきあって、どんどん強

くなっていって、悪い作用をするようになる

**いらないものは、胆汁酸により、尿のなかに捨てている**

肝臓には解毒作用もある

胆汁酸、尿、汗にも発癌性がある

**体の酸化度を計るのが８-ＯＨＤＧ**

1. 体は６０兆個の細胞で構築されている
2. 臓器と臓器はネットワークを組んでいる
3. 各臓器は連携しあって助け合い、それぞれの働きをサポートしあっている。小腸、脂肪細胞、筋細胞、骨細胞、神経細胞、血管内皮細胞、リンパ管内皮細胞など
4. 各臓器がメッセージ物質を出し、サイトカインを介するなどして連携し合い助け合っている

5．例えば、
ａ心臓と腎臓の連携プレー
ｂ全身の酸素濃度と腎臓のエリスロポエチン
ｃ肝臓と膵臓
ｄ脂肪組織の細胞
　褐色脂肪細胞－アディポネクチン
　白色脂肪細胞－レプチン
　視床下部との連携
ｅ筋肉からのｃＡＭＰ⇓筋力
ｆ骨のメッセージ物質（ホルモン）⇒骨力
6．酸素－空気
　水素－水分
　活性酸素と筋肉

近位尿細管の上皮細胞は、腎臓病に関連している

**排泄された尿糖は再吸収されて血糖に戻ると病気の素になる**

酸化を受けた悪い糖である。すなわち悪糖である

# 10ミトコンドリアは健康と若さの要

**ミトコンドリアの働きが活発になるとエネルギー産生が高まる**

筋肉をよく使うことによりサイクリックＡＭＰが増え、活性が高まります。そのことにより、糖化蛋白が完全燃焼すれば、１ｍｏｌの糖から36から38のＡＴＰが産生されます

さらにＡＭＰキナーゼが増えると、がんになりにくくなります

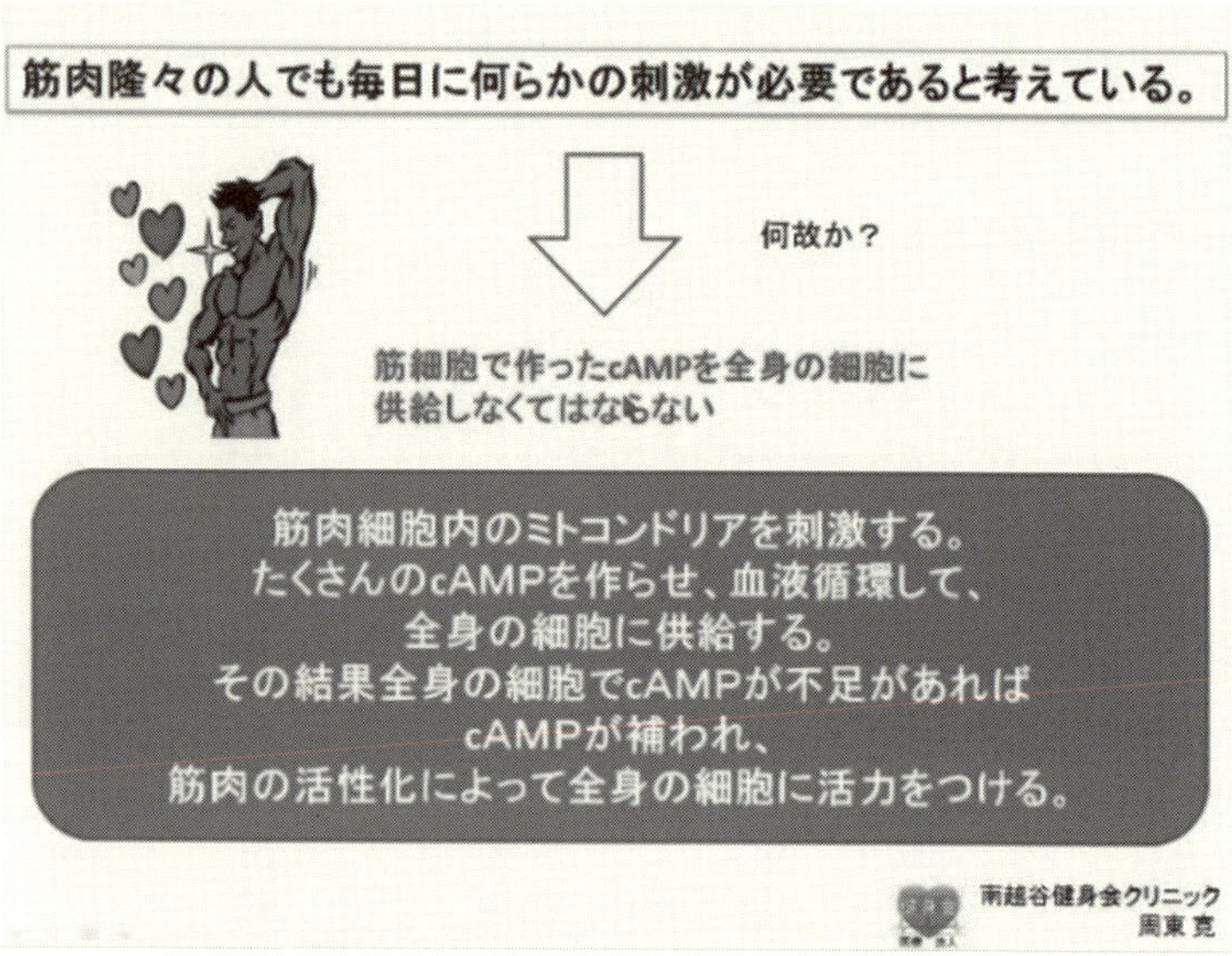
筋肉隆々の人でも毎日に何らかの刺激が必要であると考えている。
何故か？
筋細胞で作ったcAMPを全身の細胞に
供給しなくてはなならない
筋肉細胞内のミトコンドリアを刺激する。
たくさんのcAMPを作らせ、血液循環して、
全身の細胞に供給する。
その結果全身の細胞でcAMPが不足があれば
cAMPが補われ、
筋肉の活性化によって全身の細胞に活力をつける。
南越谷健身会クリニック
周東 寛

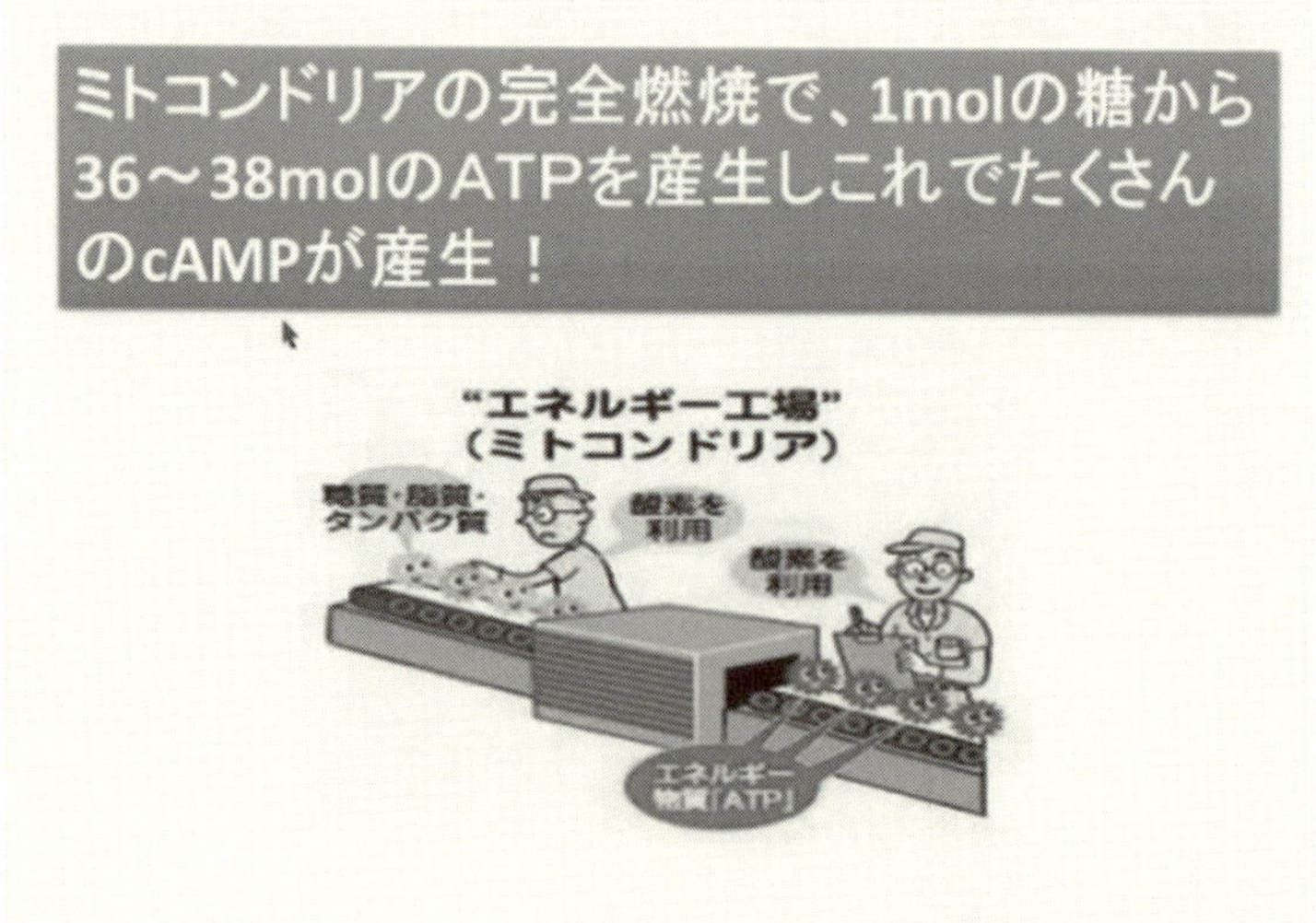
ミトコンドリアの完全燃焼で、1molの糖から
36～38molのATPを産生しこれでたくさん
のcAMPが産生！
“エネルギー工場”
（ミトコンドリア）
糖質・脂質・タンパク質
酸素を利用
酸素を利用
エネルギー物質「ATP」
南越谷健身会クリニック
周東 寛

ミトコンドリアは、一つの細胞のなかに３００から４００ありますが、心臓はよく動かなければならないので、一つの細胞の中に６０００くらいミトコンドリアがあります

糖化蛋白が加水分解することにより、ミトコンドリアのスイッチが入ります

そして、酸素を利用して完全燃焼しエネルギーをつくります

ですから、筋肉をよく働かせることがとても大切です

## ミトコンドリアは、運動、断食などによって増える

健康なミトコンドリアをつくる

ミトコンドリアは遺伝子にも関わっている

いい栄養素が必要、亜鉛、セレンなどのミネラルが必要

増やす食べ物としては、ニンニク、ネギ、ニラ

## エネルギー不足の状態をつくるとミトコンドリアが増える

２０１５年8月6日にＮＨＫのガッテンで、「疲れやすい体にサラバ！　スタミナup若返り術」というタイトルで、次のようにミトコンドリアが紹介されました。

40歳を過ぎたあたりから、「体力がなくなった…」「無理がきかなくなった…」という自覚を持たれる方が多いようですが、疲れにくい体のカギは細胞内のミトコンドリアです。ミトコンドリアを増やすことにより、活力や持久力を向上させることができます。

好気性バクテリアのＡＴＰ（アデノシン三リン酸）と関連するＤＮＡがミトコンドリアになったわけですから、解糖系エネルギー産出は得意中の得意です。周東流にいうと十八番（おはこ）の1です。

ですので、ミトコンドリアを30歳から35歳くらいのときくらいに戻せば（増やせば）、それくらいの年齢時の馬力を取り戻せるというわけです。

その方法はとても簡単だと、ＮＨＫでは次の３つの方法が紹介されました。

エネルギー不足の状態をつくる。するとミトコンドリアを増やす酵素のスイッチがオンになり、ミトコンドリアが増える。

運動をすることでエネルギー不足の状態をつくるなら、ちょっときつい運動をすればいい。具体的には、わずか１分ほど「ちょっとキツイ」と感じられる運動をするだけで十分です。

食事のカロリーを抑えることでもエネルギー不足の状態をつくることができます。いつもよりも少しカロリーを抑えたものにするだけでいいのです。

１食抜いたりして、空腹の時間を長くとっても、エネルギー不足の状態をつくることができます。

## 体の中で炎症が増えることが老化です

体の中に半死状態の細胞（ミイラ物質でもある）が増えてくると、マクロファージが反応して炎症性サイトカインを出します。この反応によって肉体に疲労物質が増え、だるくなりやすくなります。

運動をした後、飲酒をした後、食べすぎた後に病が忍び寄ってくるのも、半死状態の細胞（ミイラ物質）が増加することにより、マクロファージが炎症性サイトカインを出し、肉体とくに内臓の炎症が増えるためです。

## ミトコンドリア代謝とは

解糖系エネルギー代謝は、無酸素で水の水素を利用して、ミトコンドリアのエンジンのスイッチを入れます。

解糖系エネルギー代謝がスイッチを入れ、ミトコンドリアのエンジンがかかると、ミトコンドリアは大量の酸素を利用して完全燃焼させる、たくさんのATPエネルギーをつくりはじめます。

# 11　医術は芸術なり

## 医は、仁術、忍術、芸術

1. 医は仁術……昔も今も医術とは心を施す。医療のコツは愛
2. 医は忍術……人は十人十色、誰に対しても冷静な心で医術を施す
3. 医は芸術……いち早く「病」を見つけ出し、健康寿命を延伸する

## 絵画、書道は、心と身体をはぐくむ趣味の王様

## 健康カラオケにより、脳内ホルモンの分泌を増やす

## 「演歌療法」は心身を若返らせる

## 何事にも冷静を保つ

怒らない、いらいらしない、平静に生きる

**自律訓練法、腹式呼吸法を身につける**

**バランスを重視しよう**

交感神経と副交感神経

右脳と左脳

運動と芸術

文武両道

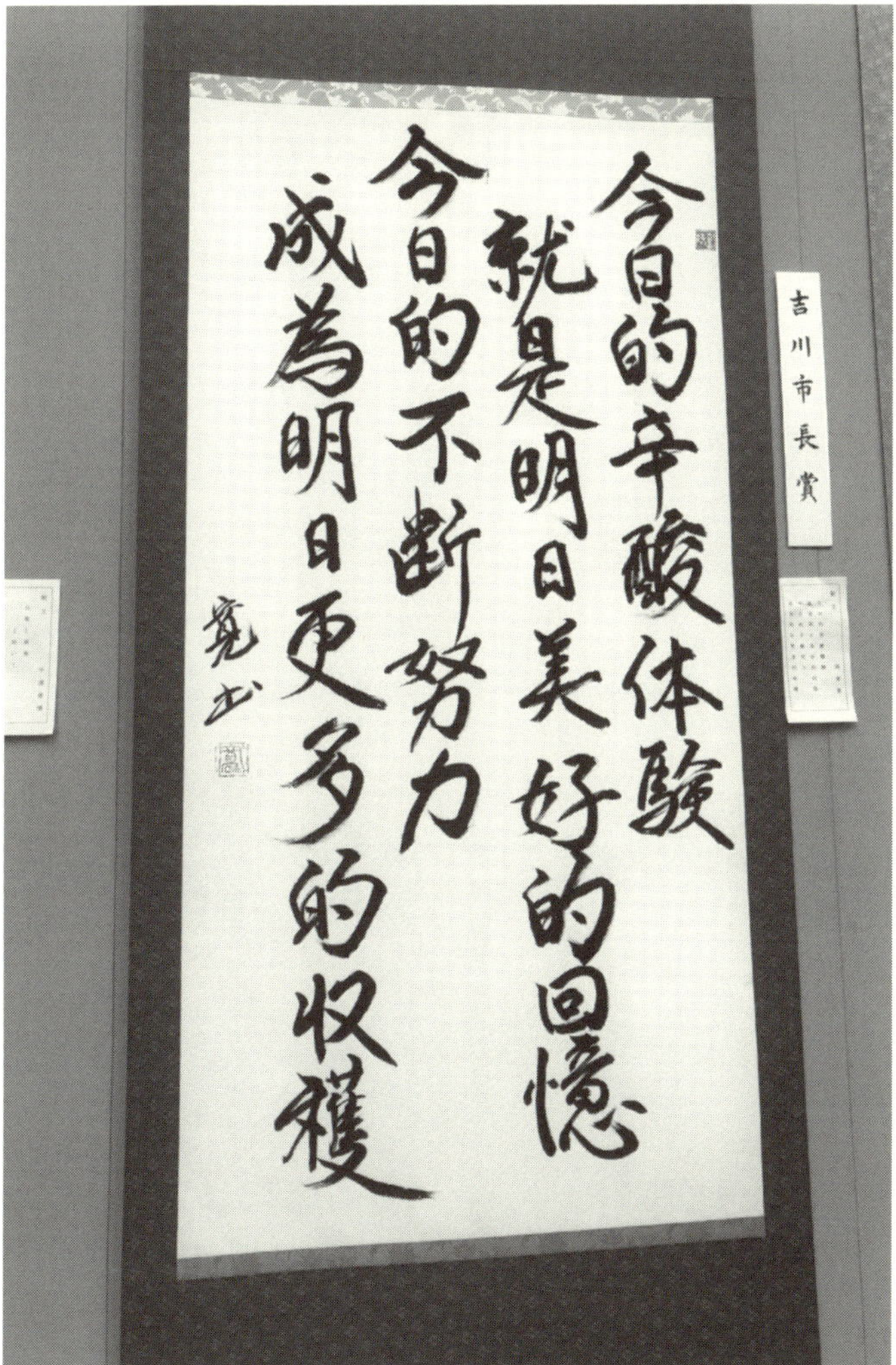
今日的辛酸体験
就是明日美好的回憶
今日的不斷努力
成為明日更多的收穫
吉川市長賞

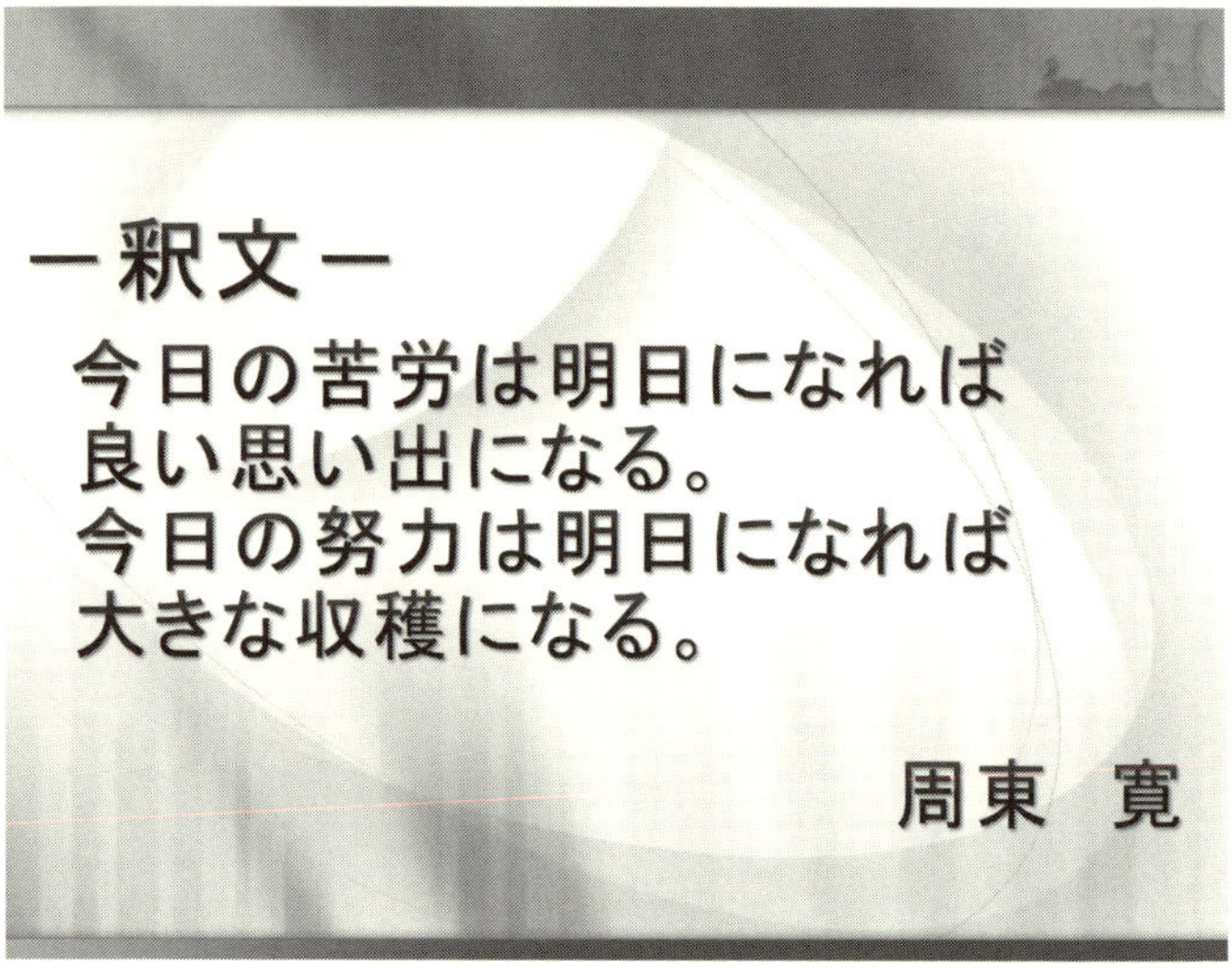
ー釈文ー
今日の苦労は明日になれば
良い思い出になる。
今日の努力は明日になれば
大きな収穫になる。
周東　寛

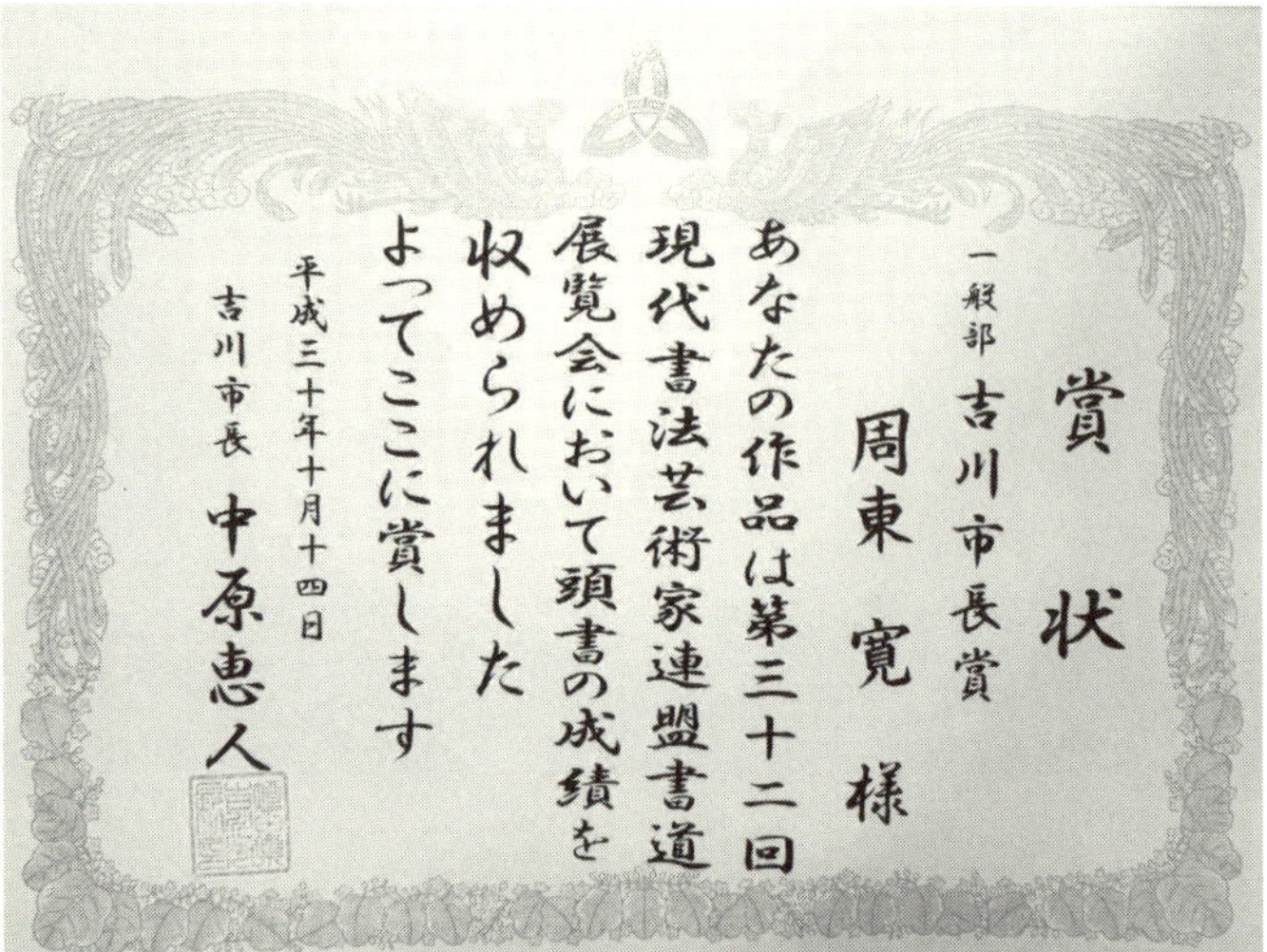
賞状
一般部 吉川市長賞
周東 寛 様
あなたの作品は第三十二回
現代書法芸術家連盟書道
展覧会において頭書の成績を
収められました
よってここに賞します
平成三十年十月十四日
吉川市長 中原恵人

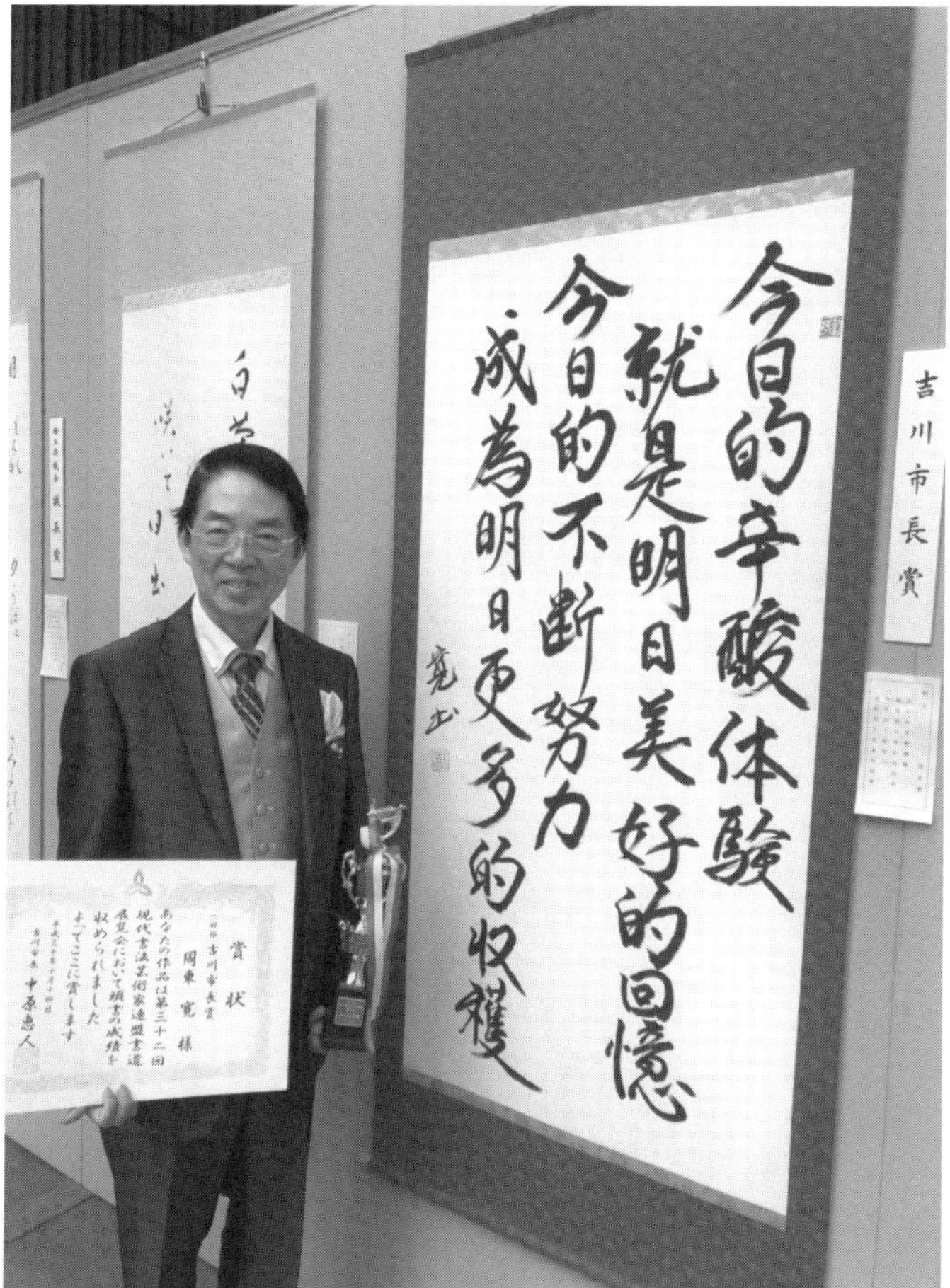
今日的辛酸体驗
就是明日美好的回憶
今日的不斷努力
成為明日更多的收穫
吉川市長賞
賞状
岡東 寛 様
あなたの作品は第三十二回
現代書法美術家連盟書道
展覧会において頭書の成績を
収められました
よってここに賞します
中原恵人

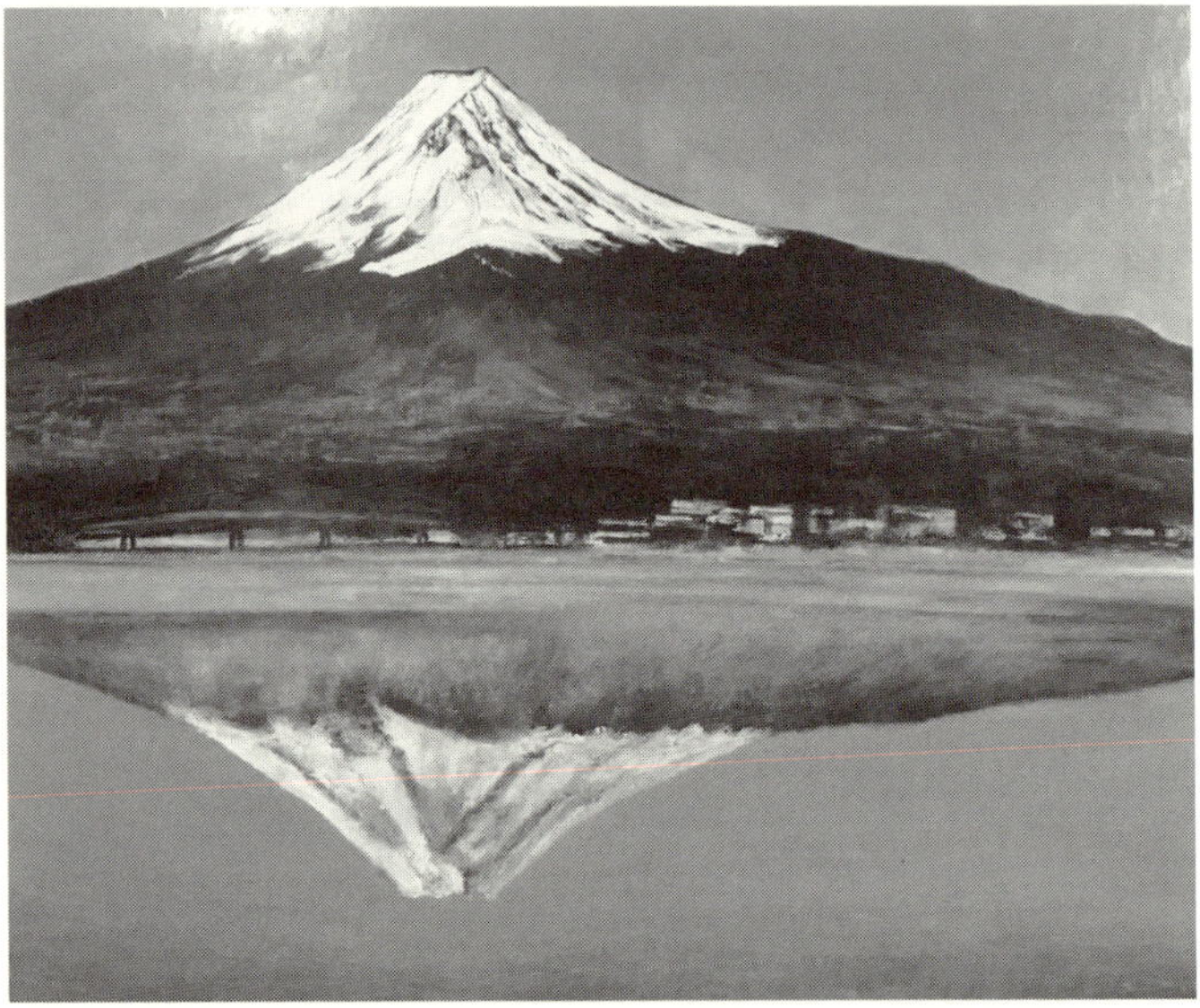

日本の自然や文化の象徴は、やはり「富士山」ではないでしょうか。あの気高く美しい山からは、幸福感が伝わってきて、いつのまにか幸せになってしまいます。

私は、いくつもの富士山を描いてきましたが、いつも“心を癒す”ことを心掛けてきました。

“心を癒す”ことは、医療と絵画の共通点でもあると思います。

富士山の素晴らしさは、日本のすばらしさであり、これを世界に知らせるために「富士山」絵画集の制作も考えています。

「富士山」絵画集を上梓するのは、東京オリンピックが開催される2020年がいいのかもしれません。

「20（フレー）20（フレー）東京・世界を一つに」と、私が作詞したオリンピック応援歌を、ぜひYouTubeで、ご覧ください！（「周東寛 歌」で検索してください）

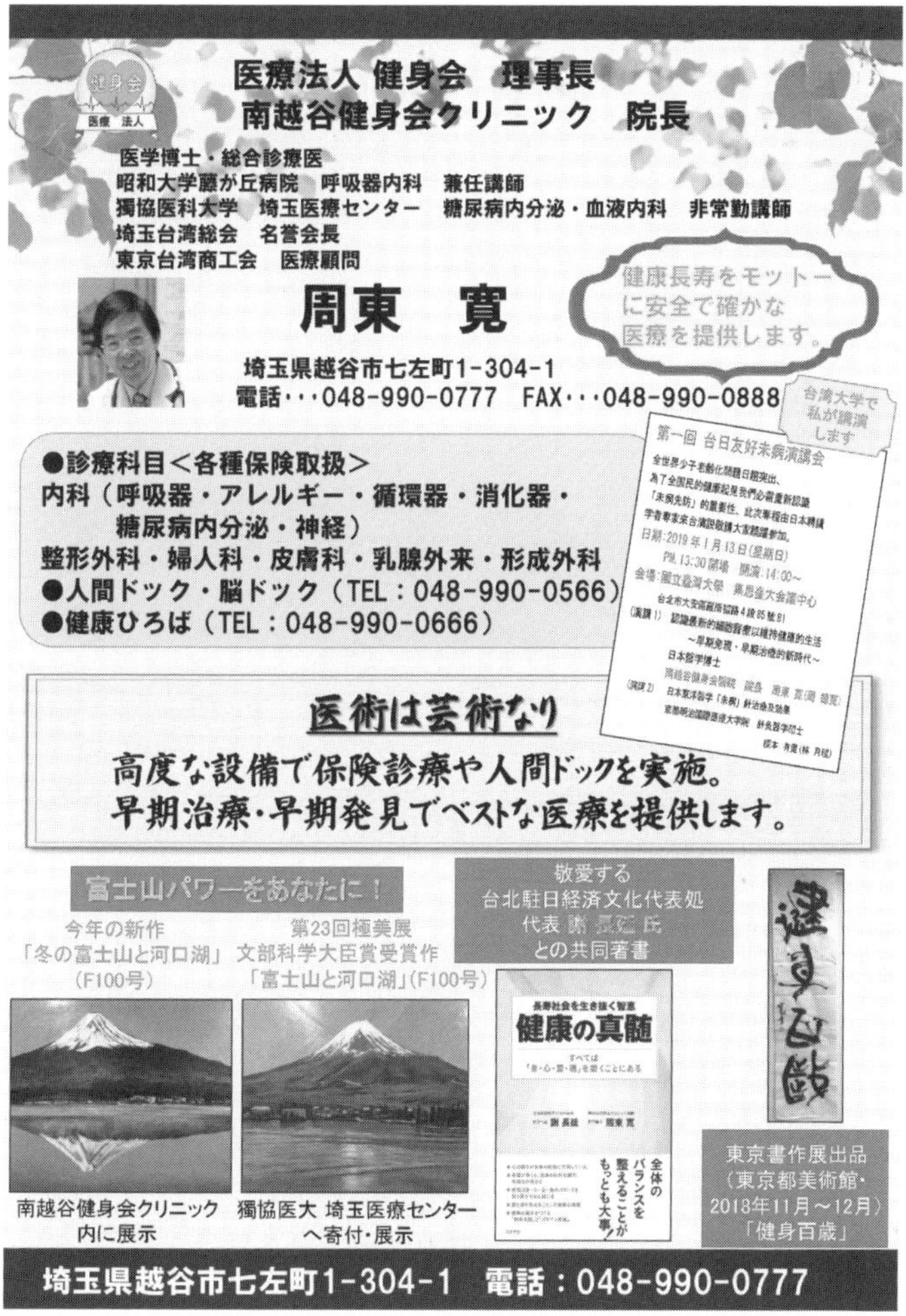
医療法人 健身会　理事長
南越谷健身会クリニック　院長
医学博士・総合診療医
昭和大学藤が丘病院　呼吸器内科　兼任講師
獨協医科大学　埼玉医療センター　糖尿病内分泌・血液内科　非常勤講師
埼玉台湾総会　名誉会長
東京台湾商工会　医療顧問
周東　寛
埼玉県越谷市七左町1-304-1
電話・・・048-990-0777　FAX・・・048-990-0888
健康長寿をモットーに安全で確かな医療を提供します。
台湾大学で私が講演します
第一回 台日友好未病演講会
全世界少子老齢化問題日趨突出、
日期:2019年1月13日(星期日)
PM.13:30 開場　開演:14:00~
~早期発現・早期治療的新時代~
日本医学博士
●診療科目＜各種保険取扱＞
内科（呼吸器・アレルギー・循環器・消化器・糖尿病内分泌・神経）
整形外科・婦人科・皮膚科・乳腺外来・形成外科
●人間ドック・脳ドック（TEL：048-990-0566）
●健康ひろば（TEL：048-990-0666）
医術は芸術なり
高度な設備で保険診療や人間ドックを実施。
早期治療・早期発見でベストな医療を提供します。
富士山パワーをあなたに！
今年の新作
「冬の富士山と河口湖」
(F100号)
第23回極美展
文部科学大臣賞受賞作
「富士山と河口湖」(F100号)
南越谷健身会クリニック内に展示
獨協医大 埼玉医療センターへ寄付・展示
敬愛する
台北駐日経済文化代表処
代表 謝長廷 氏
との共同著書
長寿社会を生き抜く智恵
健康の真髄
全体のバランスを整えることがもっとも大事！
東京書作展出品
（東京都美術館・
2018年11月～12月）
「健身百歳」
埼玉県越谷市七左町1-304-1　電話：048-990-0777

◎著者プロフィール

周東 寛（しゅうとう ひろし）

医学博士。1978 年昭和大学医学部卒。1986 年自らの医療方針を実現するため駅ビル医院「せんげん台」を開院し、1990 年に医療法人健身会を設立して理事長に就任。2003 年には南越谷健身会クリニックを開院し院長に就任。昭和大学医学部兼任講師。獨協医科大学埼玉医療センター非常勤講師。

西洋医学に東洋医学を取り入れ、食事指導、運動指導や最新の検査機器を導入して予防医学にも尽力。2007 年には厚生労働省認定運動施設医療法・42 条施設「健康ひろば」を 2 施設に設ける。また、心身医学療法にも取り組み、認知症予防を含めたトータルヘルスを実施しながら、中高年期の健康づくりにも取り組んでいる。

主な著書に「朝 1 オイルでやせる！健康になる！」（徳間書店）、「病気にならない食事法」（講談社）、「60 歳からはじめる寝たきりにならない超簡単筋力づくり」「楽しく歌うだけで脳がたちまち若返る」「死ぬまで元気で楽しく食べられる・話せる最強の『お口ケア』（コスモ 21）、「これを知れば呼吸器の診断が楽になる」「Dr. 周東の生活環境病」（健身会 / 丸善出版）、「発症予防医学のすすめ」（本の泉社）他多数。医療啓蒙と健康促進のための音楽 CD「カラオケ演歌療法」「カラオケデュエット療法」（ともに周東寛監修 / キングレコード）他多数をリリース。http://shutohiroshi.com/

世界四大文明のエジプト、メソポタミア、インダス文明は滅亡・断絶したが、黄河文明は中国およびアジアの地において連綿と維持され続けている。近年経済成長が著しい中国は、その謎を解き明かすために考古学の発掘に力を入れ、ついに 3 千数百年前に殷王朝が実在したことをつきとめ、その殷王朝を周がたった 1 日で倒し、約 790 年続く周王朝（紀元前 1046 年頃～紀元前 256 年）を打ち立てたことを明らかにした（2013 年 NHK スペシャル。2017 年 12 月 30 日「紂王と太公望～王朝交代古代最大の決戦～」NHK-BS 再放送）。

当時、揚子江流域にも文明があり、周はその揚子江流域の強国をはじめ中国全土の国々と密かに連絡を取り合い、中国全土の 3 分の 2 を味方につけた。そうして、揚子江流域の強国が殷に戦いを挑み、殷の主力部隊が揚子江流域に向かった後、黄河流域の周が殷に攻め入ったため、殷は 1 日にして滅んでしまったのである。

この本の著者・周東寛は、孔子（紀元前 552 年～紀元前 479 年）が「いにしえの聖王」として尊崇した周の文王（紀元前 1152 年～紀元前 1056 年）、朱子学の開祖・宋代の周敦頤（1017 年～ 1073 年）の子孫であり、魯迅（周樹人）（1881 年～ 1936 年）、周恩来（1898 年～ 1976 年）の遠戚である。

最古にして最新最強

# ハイパーサーミア（特殊温熱療法）

---

2018年12月1日　第1刷発行
著　者　周東　寛
発行者　松澤　和輝
発行所　医学舎
　　　　東京都豊島区千早3-34-5（〒171-0044）
　　　　TEL & FAX 03-3972-8884
発売所　星雲社
　　　　東京都文京区水道1-3-30（〒112-0005）
　　　　TEL 03-3868-3275 FAX 03-3868-6588
印刷・製本所　モリモト印刷

ISBN978-4-434-25413-0　C0077
定価はカバーに表示してあります。